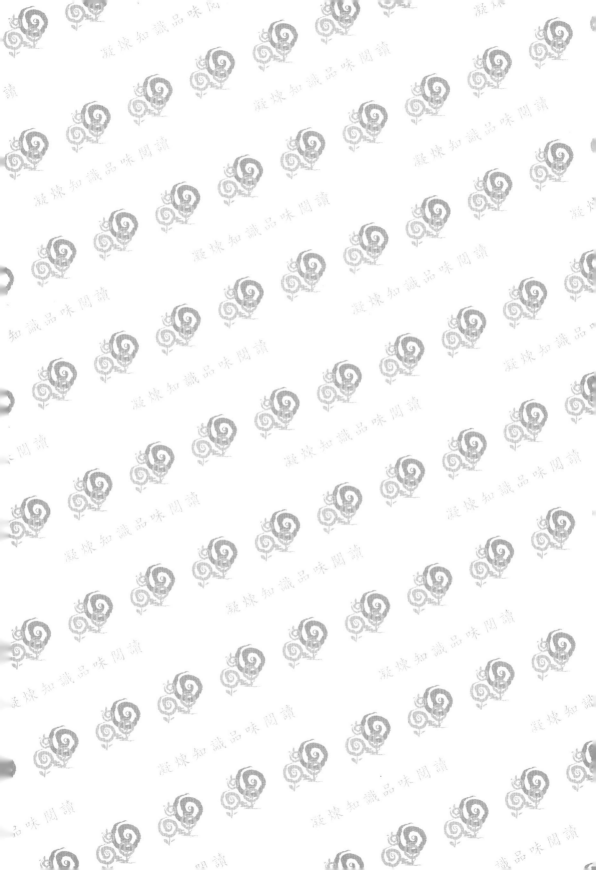

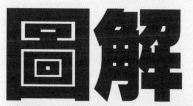

五南圖書出版公司 印行

圖解
長期照顧
經營與管理

梁鎧麟　詹弘廷　著

圖解讓
長照經營管理
更簡單

閱讀文字

理解內容

觀看圖表

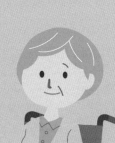

隨著全球人口結構逐漸進入高齡化，長期照顧議題不再僅僅是家庭或個別機構的挑戰，而是整個社會共同面對的重大課題。過去幾年，從長照1.0到2.0的政策發展歷程，無論是政策面或實務面，長期照顧產業因爲準市場化的發展，已經歷了顯著的轉變與發展。然而，在追求標準化、效率與成本管理的同時，我們更需要回到照顧的本質，重新思考如何眞正以人爲核心，回應個體化的需求與期待。正因如此，這本書《圖解長期照顧經營與管理》應運而生，希望提供給已經投入長照產業，或未來將投入長照產業的讀者，能夠有不一樣的經營管理思維。

本書除了介紹長期照顧領域中基本的經營管理概念，還特別融入了一些當代的新興議題。這些議題不僅是在照顧者與受照顧者之間的互動中應用的創新理念，還觸及了社會設計、共生社區等更廣泛的社會結構層面。長期照顧機構不應僅僅是提供服務的場所，它們更應該成爲社區中的一部分，與其他在地網絡中的組織互相支持、協作，實現資源的整合與共生，甚至是藉由不同的經濟組織型態，來從事長照的服務工作，從而促進整體社會的健康與福祉。

其中，創新整合的概念強調，在長期照顧的經營與管理中，我們應該結合跨領域的專業知識與資源，創造更多符合時代需求的照顧模式。這不僅僅是技術或工具上的革新，而是整體思維方式的轉變，讓照顧系統更具彈性、創造力和可持續性。此外，社會設計強調的是如何在人與人之間、社區與社區之間建立更多良性互動的橋梁，透過參與式的設計與規劃，讓照顧服務更貼近生活，更具溫度。

「共生社區」是一個值得深入探討的主題，這概念挑戰了傳統的照顧機構與社區之間的界線，鼓勵將長期照顧融入社區，形成一種雙向互動的關係。受照顧者不再是被動的需求者，他們與社區其他成員一同參與，形成一種共生的力量。這種模式不僅可以提升受照顧者的生活品質，還能促進社區的整體活力。「長樂整合」則提醒我們，長期照顧不僅是身體上的維護與照顧，還應該滿足受照顧者心理、社會，以及精神上的需求。整合多方面的資源，讓受照顧者的生活充滿意義與快樂，是我們在經營與管理中必須特別關注的核心理念。

在這本書中，我們也探討了「社會經濟組織」在長期照顧中的角色。社會經濟組織是以社會目的爲優先，兼顧經濟效益的組織形式，它們在長期照顧中的參與爲創新模式提供了更多的可能性。這類型組織可以透過各種資源的連結與調度，彌補傳統政府與市場機制的不足，提供多樣化且靈活的照顧方案。此外，長

期照顧的管理也必須重視「社會影響力評估」。我們需要具備能夠衡量服務成效與社會價值的工具，才能持續優化照顧模式與管理方法。在這過程中，評估不僅限於經濟效益，還需考量對個人、家庭與社會的整體影響。

　　總結來說，長期照顧的經營與管理應該回歸「以人爲本」的初心。我們不僅要著眼於機構內部的管理運作，還要重視受照顧者個體化的需求，並且以一個更宏觀的視角，將機構與社會整體的發展連結在一起。長期照顧的未來充滿挑戰，但同時也蘊含著無限的可能性。希望透過本書，能爲長期照顧的經營者、管理者以及實務工作者提供一些新的視野與啟發，一起爲未來的長期照顧藍圖努力。

本書目錄

第 11 章　長期照顧的財務管理

第 12 章　長期照顧的風險管理

第 13 章　長期照顧的方案管理

第 14 章　長期照顧的跨專業團隊合作

第 15 章　新興議題：長期照顧的創新整合

第 16 章　新興議題：長期照顧與社會設計

第 17 章　新興議題：長期照顧與共生社區

第 21 章　新興議題：長期照顧與社會影響力評估

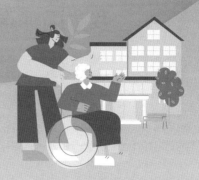

第 **1** 章

我國與先進國家的長期照顧政策

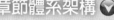 章節體系架構 ▼

Unit 1-1
我國因應高齡人口的相關政策

　　我國於1980年代以前，主要是依靠家庭及民間組織的志願服務力量，提供老人所需的相關照顧服務。直至1980年代《老人福利法》公布實施後，才正式將老人照顧的相關服務，正式納入政府的政策當中，並推出相關政策項目，而在若干政策項目當中，又可區分為社會福利主政的相關政策，與衛生行政主政的相關政策，兩者所關注的照顧服務項目不同，但也都成為我國現行長期照顧政策的基石。

一、社會福利的相關政策項目

　　《老人福利法》於1980年公布實施後，社會福利行政體系，因應臺灣高齡人口的照顧需求，陸續頒布了「社會福利政策綱領」（1994年）、「推動社會福利社區化實施要點」（1996年）、「加強老人安養服務方案」（1998-2007年）、「照顧服務福利及產業發展方案」（2002-2007年）等重大政策，並修訂《老人福利法》（1997年、2007年）、「社會福利政策綱領」（2004年）、「建立社區照顧關懷據點實施計畫」（2005年）及「臺灣健康社區六星計畫」（2005-2008年）等政策項目。

二、衛生行政的相關政策項目

　　衛生行政體系長照政策，亦陸續執行「建立醫療網第三期計畫」（1997年）、「老人長期照護三年計畫」（1998年）、「建構長期照護體系先導計畫」（2000年）、「醫療網第四期計畫」（新世紀健康照護計畫）（2001-2005年）、全人健康照護計畫（2005-2008年）。

　　由於我國社會福利與衛生行政體系，長久以來分屬兩個不同的部門，直至2013年行政院組織改造後，才將兩個行政體系整併成立衛生福利部，相關高齡政策也一同整併至衛生福利部下推動。

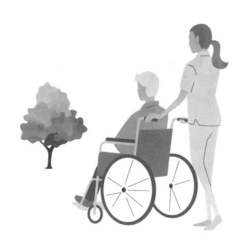

社會福利行政與衛生行政高齡政策

主責部門	年分	政策項目
社會福利行政	1994年	社會福利政策綱領
	1996年	推動社會福利社區化實施要點
	1997年	修訂《老人福利法》
	1998-2007 年	加強老人安養服務方案
	2002-2007 年	照顧服務福利及產業發展方案
	2004年	修訂「社會福利政策綱領」
	2005年	建立社區照顧關懷據點實施計畫
	2005-2008年	臺灣健康社區六星計畫
	2007年	修訂《老人福利法》
衛生行政	1997年	建立醫療網第三期計畫
	1998年	老人長期照護三年計畫
	2000年	建構長期照護體系先導計畫
	2001-2005年	醫療網第四期計畫
	2005-2008年	全人健康照護計畫

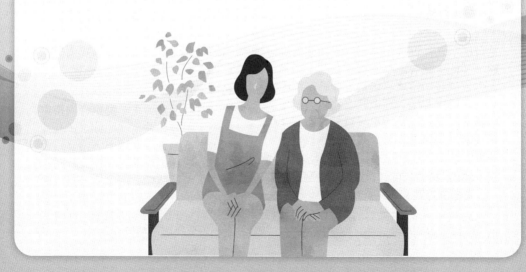

Unit 1-2
我國長期照顧政策的發展歷程

圖解長期照顧經營與管理

　　長期照顧政策涉及到社會福利與衛生行政兩個業務部門，雖然衛生福利部在2013年才合併成立，但早在2000-2003年所推動「建構長期照護體系先導計畫」中，就可看到當時分屬在內政部的社會司與衛生署，已在進行業務的合作，以期望能夠發展出多元化的服務方案與設施，勾勒出我國的長期照顧政策藍圖。爾後，兩部門合作推動我國長期照顧政策成為主要的趨勢，也因此，進而推動了2013年兩部門合併升格成立了衛生福利部。有關歷年長期照顧的相關政策方案，統整如下：

一、1998年的「加強老人安養服務方案」與「老人長期照護三年計畫」

　　「加強老人安養服務方案」主要是加強推動老人保護的相關工作；「老人長期照護三年計畫」則是以「充實社區化照護設施，普及機構式照護設施」為主要政策推動方向，並建立整合性服務網絡，試辦「長期照護管理示範中心」等內容方案。

二、2000-2003年的「建構長期照顧體系先導計畫」

　　該政策主要以「在地老化」作為總目標，參探世界主要國家長期照護經驗、評估全國各地長照服務需要、研議人力資源發展策略、研議發展社區照顧服務、研議照顧管理機制之建構策略、研議財務支持策略、以實驗社區獲取實務經驗、製作老人及身心障礙者教材等多項內容。

三、2002-2007年的「照顧服務福利及產業發展方案」

　　該政策主要是由當時的經建會所提出，因應當時的失業問題，期望透過此政策方案協助充實我國的照顧服務專業人力，並透過補助失能者使用居家服務的經費，藉以誘發民間需求創造就業機會。

四、2007年的「長期照顧十年計畫」

　　此計畫也被稱為長照1.0政策計畫，其主要政策目標為「建構完整之我國長期照顧體系，保障身心功能障礙者能獲得適切的服務，增進獨立生活能力，提升生活品質，以維持尊嚴與自主。」該政策是我國第一個正式將長照相關服務進行整合的政策方案，也為現行我國長照政策的主要基礎，透過公私協力模式發展多元的照顧服務內容，並建立階梯式補助及負擔機制、便民的單一窗口服務，以及照顧服務管理資訊平臺的項目。

五、2013-2015年的「長期照顧服務網計畫」及《長期照顧服務法》

　　「長期照顧服務網計畫」主要為充實資源服務網絡及量能，發展在地資源，依服務資源需求，全國劃分為大（22個）、中（63個）、小（368個）區域，研訂獎助資源發展措施，並以社區化及在地化資源發展為主。《長期照顧服務法》則是長照資源發展的根本大法，為健全長照服務體系之發展，並兼顧服務品質與資源發展，以保障弱勢接受長照服務者之權益。

六、2016年的「長照十年計畫2.0」

　　為了實現在地老化，提供從支持家庭、居家、社區到住宿式照顧之多元連續服務，普及照顧服務體系，建立以社區為基礎的照顧型社區，期能提升具長期照顧需求者與照顧者的生活品質。與長照1.0不同的地方，在於2.0計畫不僅希望建構連續性的多元服務體系，同時也擴充服務對象與服務項目。

我國長照政策的發展歷程

1998年	2000至2003年	2002至2007年	2007年	2013至2015年	2016年
「加強老人安養服務方案」與「老人長期照護三年計畫」	「建構長期照顧體系先導計畫」	「照顧服務福利及產業發展方案」	「長期照顧十年計畫」	「長期照顧服務網計畫」及《長期照顧服務法》	「長照十年計畫2.0」

1998年 — **2007年** — **2016年**

建置長照基礎服務網絡時期	長照委辦服務時期	長照準市場化時期

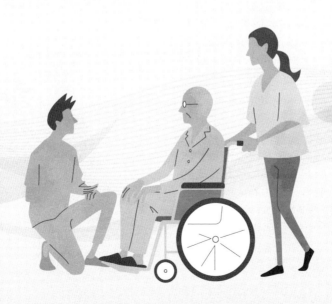

Unit 1-3
先進國家的長照政策類型

全球的先進國家都同樣面臨人口結構高齡化的挑戰，許多國家也紛紛推出長期照顧政策或是長期照顧保險等制度，希望建立國家內部的長期照顧體系，以提供國內高齡者有良好的照顧服務。

根據世界各個先進國家所推出的長期照顧制度，大致可區分為三種類型，分別為：

一、第一類

以國家稅收作為主要的長照財源，主要代表性國家就是北歐各國。北歐福利國家的稅收制長期照顧制度，因為具有高稅收的特性，也讓這些國家的長照服務是最完整的體系。

二、第二類

走向社會保險制度的國家，這一類型國家主要是以長期照顧保險的制度，作為國家推動長期照顧服務的主要財源，這類型的國家以日本的介護保險制度最具代表性。另外，還有韓國、德國及荷蘭的長照保險。

三、第三類

以市場商業保險作為主要的長照財源，相信市場機制能夠提供高品質的照顧服務內容，最具代表性的就是美國的商業長照保險制度，交由私人的商業保險公司來作為主要的推動者。

若進一步觀察世界上各個已經推動長照制度的國家，可以發現大多與國民所能夠接受負擔的稅賦率有很大的相關性。如前述所提及的第一類北歐國家來說，北歐國家原本就是以社會福利國家著稱，國家擁有相當完善且良好的福利體系，但國民相對也需要負擔較高的稅賦，例如：丹麥的46.6%、瑞典的33.6%、挪威的27.6%，都是高稅賦國家，也因此才能夠因應國家的多元社會福利服務的支出。

前述第二類及第三類型的國家，稅賦相對第一類的北歐國家來說較低，例如：日本的19.3%、韓國的18.5%、德國的22.9%、美國的20.1%，都均低於北歐國家的高稅賦。也因此，第二類及第三類型的國家，無法單純由國家稅收財政來支應長期照顧服務的支出，而是需要由社會上的各個利害關係人，例如：商業保險、NPO、企業、政府等角色，共同來分擔風險，以提供長期照顧服務的相關內容。

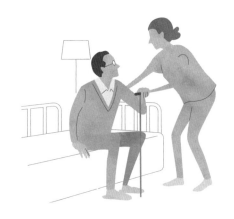

先進國家的長照政策類型

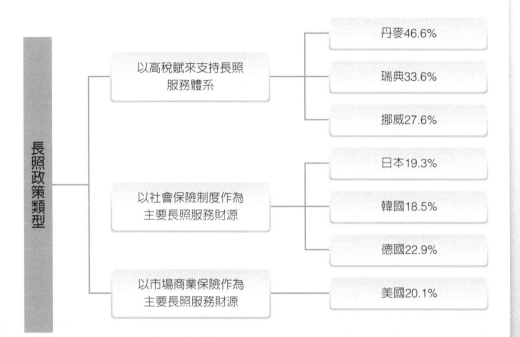

長照政策類型

- 以高稅賦來支持長照服務體系
  - 丹麥46.6%
  - 瑞典33.6%
  - 挪威27.6%
- 以社會保險制度作為主要長照服務財源
  - 日本19.3%
  - 韓國18.5%
  - 德國22.9%
- 以市場商業保險作為主要長照服務財源
  - 美國20.1%

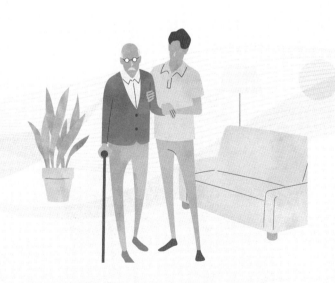

Unit 1-4
北歐國家的長照制度

　　北歐國家是屬於高稅賦的福利國家型態，其長照服務所提供的財源，主要是來自於國民的稅收。也因此，北歐國家具有較豐厚的財源能夠提供各項服務項目，這也讓北歐國家的長照服務體系，相較於全球其他先進國家來說，是較為多元且完善的。

　　根據北歐國家的不同長照政策內涵，可區分為：長照理念、核心目標、服務提供方式等三大面向，以下將進一步說明北歐國家的長照政策設計的內涵：

一、長照理念

　　挪威與瑞典皆是強調以「在地老化」為主要目標，希望長輩能夠在家中或是社區內老化。丹麥與芬蘭則是強調「去機構化」，希望讓長輩的照顧服務需求，能夠透過社區式或是居家式的服務來獲得滿足。從這四個國家的長照理念來看，主要都是訴求能夠讓長輩在地老化，不要進入機構照顧的模式，期望透過社區式或是居家式的照顧模式，來滿足長輩的需求。

二、核心目標

　　挪威主要強調「希望打造讓長輩能夠活動的、獨立的、安全的生活」；瑞典強調「促進長輩獨立生活的模式，並強調照顧長輩是國家的責任」；丹麥強調「健康與預防、治療、恢復原有的功能、居家照顧與永久照顧」等面向；芬蘭強調「以全體國民為對象，不分種族、階級、性別、收入等，都享有平等且高水準的社會保障，並注重個人權利」。

三、服務提供方式

　　挪威分為兩個層級提供服務，老人在家庭及機構的照顧由地方政府負責，醫療照護則是由中央政府負責；瑞典提供機構、居家、日間照顧、輔助設備和非正式照顧者的支持體系；丹麥則是依據照顧計畫與評估，透過合約方式明定所需要的服務內容；芬蘭則是強調走動式的居家照顧模式。

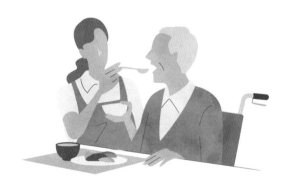

北歐國家的長照制度

	挪威	瑞典	丹麥	芬蘭
長照理念	以落實居家服務的「在地老化」為目標。		「去機構化」,希望讓長輩的照顧服務需求,能夠透過社區式或是居家式的服務來獲得滿足。	
核心目標	希望打造讓長輩能夠活動的、獨立的、安全的生活。	促進長輩獨立生活的模式,並強調照顧長輩是國家的責任。	健康與預防、治療、恢復原有的功能、居家照顧與永久照顧。	以全體國民為對象,不分種族、階級、性別、收入等,都享有平等且高水準的社會保障,並注重個人權利。
服務提供方式	老人在家庭及機構的照顧由地方政府負責,醫療照護則是由中央政府負責。	提供機構、居家、日間照顧、輔助設備和非正式照顧者的支持體系。	依據照顧計畫與評估,透過合約方式明定所需要的服務內容。	走動式的居家照顧模式。

整理自:陳燕禎,2020:55。

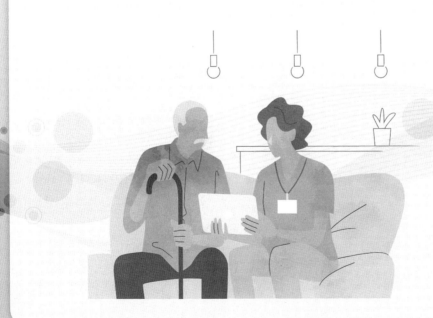

Unit 1-5
德、日、荷的長照保險制度

德國、日本、荷蘭則是先進國家中，以社會保險制度作為長期照顧服務主要財源的國家，由保險人、企業及政府分別支付相關保險費用，再由保險費用來支出長照服務所需要的成本。根據以下不同面向，來說明德國、日本、荷蘭的長照保險推動模式：

一、實施日期

在三個國家中，德國是最早實施長照保險的國家，其次為日本，最後則是荷蘭。

二、財務來源

德國是收取保險費用，勞資雙方各負擔一半的保險費用，無子女者需要再多負擔0.25%的保險費率；日本的介護服務費則是多方來源，包括：中央政府25%、都道府縣12.5%、市町村12.5%、第1號保險人18%、第2號保險人32%；荷蘭則是保險費及國家補助。

三、給付對象

德國與荷蘭的給付對象皆為老人、失能者、精神疾病患者；日本則是65歲以上的人口、40-64歲限特定疾病需要被照顧者。

四、給付方法

德國與荷蘭皆為實物給付、現金給付、混合給付；日本則是現金給付。

從前述的四個面向簡要分析三個推動長照保險的國家，會發現位在歐洲地區的德國及荷蘭，兩國的長照保險制度內容較為相近，而日本則是發展出亞洲特色的長照保險制度內容。

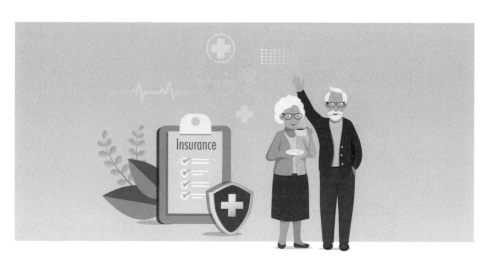

德、日、荷的長照保險制度

項目	德國	日本	荷蘭
實施日期	1995/01/01	2000/04/01	2006/01/01
法源依據	長期照護保險法 聯邦照護保險法	介護保險法	特別醫療費用支出法 社會支持法
保險人	長期照護基金會	市町村及特別區	私人保險公司
財務來源	保險費收取，勞資雙方各負擔一半的保險費用，無子女者需要再多負擔0.25%的保險費率	多方來源，包括：中央政府25％、都道府縣12.5%、市町村12.5%、第1號保險人18%、第2號保險人32%	保險費及國家補助
部分負擔	無，但接受機構照顧者需自付食宿費	無	10%
給付對象	老人、失能者、精神疾病患者	65歲以上的人口、40-64歲限特定疾病需要被照顧者	老人、失能者、精神疾病患者
給付方法	實物給付、現金給付、混合給付	現金給付	實物給付、現金給付、混合給付
給付種類	居家照顧服務、機構式照顧服務、度假代理照顧給付、臨托、住宅設施改善、照顧儀器及技術協助	居家照顧服務、機構式照顧服務、額外服務、住宅改善服務	個人照顧、護理、陪同治療、入住機構
認定單位	委託「健康保險醫事鑑定服務處」進行	市、町、村的照顧認定審查會進行	中央需求評估機構
評估工具	ADLs量表 IADLs量表	介護需求評估量表 直接生活協助 間接生活協助 問題行為處理 功能訓練 醫療相關行為	功能、失能與健康國際分類標準
照顧程度分級	需照顧1-3級、失智症等	需支援1-2級 需照顧1-5級	依相對應的照顧需求，得到所需服務

整理自：陳燕禎，2020：59。

Unit 1-6
日、美的長照服務整合模式

一、日本的社區整體照顧模式

　　日本的「社區整體照顧模式」以「社區整合服務中心」為核心，根據各學區的需求建構一個包括醫療、介護、住宅、預防、生活支援等多方面的照顧體系。這一模式強調多層次的服務整合，社區整合服務中心由專業人員組成，提供從介護預防到綜合諮詢等多元服務。目標是透過這種全方位的服務網絡，協助不同需求等級的長者獲得適當的支持，無論是需要1至5級照顧的長者，還是尚未達到失能標準但仍需日常生活支援的社區成員，都能獲得幫助。

　　日本模式的特色在於對介護服務的分級管理，根據長者的需求量身定制服務。例如：針對1至2級需求的長者，會提供介護預防服務，旨在延緩失能進程。而對於未達到介護保險標準的長者，則提供社區支援服務，這些服務集中於運動、營養、口腔健康等方面，以預防失智症和維持長者的基本生活機能。透過社區密合型服務，長者能夠在熟悉的環境中繼續生活，同時獲得必要的醫療和介護支持，減少住進機構的需求。

二、美國的PACE模式

　　相較於日本的模式，美國的PACE計畫是一個聯邦與州政府合作的方案，透過PACE的日間照顧中心，為55歲以上的失能者提供綜合照護服務。該計畫的目標是幫助符合入住護理之家標準的失能者，在社區中安全地生活。PACE計畫的運作主要依賴由醫療專業人員和照護人員組成的跨專業團隊，這些團隊包括個案管理專員、醫師、護理師、物理治療師、營養師等，為長者提供從醫療到日常生活支持的全方位服務。

　　PACE的服務項目非常廣泛，除了常規的門診、急診、住院及復健服務外，還包括日間照顧中心的休閒娛樂活動、個人照護服務、交通接送服務、供餐服務等。這些服務旨在為長者提供持續的醫療支持，同時確保他們能在熟悉的社區環境中維持高品質的生活。加入PACE計畫的長者，需要符合一定的失能標準，並能夠在獲得適當支持的情況下，安全地留在家中或社區內生活。

　　兩種模式的共同點在於它們都強調「居家和社區照顧」的重要性，力圖透過社區資源和專業團隊的協作來支持長者在家庭和社區中的生活。這不僅減輕了長期住院或入住護理機構的壓力，還使長者能夠保有更大的自主性和生活品質。然而，這兩個模式也有顯著差異。日本的社區整體照顧模式更側重於防範失能與維持生活機能，對於失能等級低的長者也提供了相應的支持，而美國的PACE計畫則主要針對失能程度較高的長者，提供更多醫療與機構化的服務。

　　總結來說，這兩個模式都在探索如何透過多方位的支援來提升長者的生活品質。日本的模式強調全社區的照護整合與介護預防，而美國的PACE計畫則著重於為符合條件的長者提供綜合性、長期的醫療與生活支持，幫助他們繼續生活在社區中。這些國家的經驗提供了有價值的借鑑，特別是對於正在探索社區整合照顧與綜合老年服務的其他國家和地區。

日、美的長照服務整合模式

項目	日本：社區整體照顧模式	美國：PACE
組織及運作	1. 以社區整合服務中心為服務主軸，以學區為單位，建構結合醫療、介護、住宅、預防、生活支援等各項服務的照顧體系。 2. 社區整合服務中心由指定的專業人員組成共同營運，分別整合介護預防、介護支援服務，並提供綜合諮詢、權利保障等業務項目。	1. 由聯邦醫療保險與醫療救助中心、州衛生部，以及PACE承辦組織共同提供服務。 2. 由PACE承辦組織設立日間照顧中心，自行或由特約醫療機構，提供居家或機構式服務。 3. PACE管理專責協調跨專業團隊提供相關服務。
服務對象	1. 主要服務對象為介護保險之給付對象：(A)需支援1-2級；(B)需照顧1-5級。 2. 非介護保險之對象：不符合失能等級判定之長輩。	1. 55歲以上的民眾。 2. PACE提供服務之區域內的民眾。 3. 失能程度符合入住護理之家之標準。 4. 加入PACE計畫後，能夠安全生活在社區內的民眾。
工作團隊	1. 社區整合服務中心的專業人員：護理師、照顧管理專員、社工師。 2. 相關照顧服務專業提供者。	包含：個案管理專員、醫師、護理師、物理治療師、職能治療師、照顧服務員、營養師、社工師、文康教育人員、交通接送人員等。
服務項目	1. 介護預防服務（需支援1-2級者）：(A)居家式服務；(B)社區密合型服務。 2. 社區支援服務（非介護保險之對象），主要提供預防照顧及日常生活協助兩種類型服務，如：(A)提升運動器官機能；(B)營養改善；(C)口腔機能提升；(D)失智症預防、支援；(E)預防失能服務。	1. 門診及急診。 2. 醫療病房。 3. 復健服務。 4. 休閒娛樂活動。 5. 日間照顧中心。 6. 沐浴及個人服務。 7. 交通接送服務。 8. 營養服務及供餐。 9. 檢驗及檢查服務。

資料來源：整理自衛福部，2016；陳燕禎，2020：60。

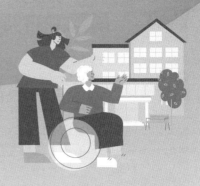

第 **2** 章

我國長期照顧服務與相關高齡照顧政策

●●●●●●●●●●●●●●●● 章節體系架構 ▼

Unit 2-1
長照1.0的政策

2007-2016年所推動的「我國長期照顧十年計畫——大溫暖社會福利套案之旗艦計畫」，簡稱為長照1.0，是我國第一次將長期照顧政策正式系統化，建構出針對失能者的照顧服務政策內容，主要是依循在地老化的政策目標，希望建構一個符合多元化、社區化、優質化的照顧服務內容。

長照1.0政策，也集結了過去政府的許多先導計畫與實驗計畫，將我國長期照顧服務，正式定義為包含：居家式、社區式、機構式三大照顧服務模式的內容，提供族群、文化、職業、經濟、健康條件差異之長照制度，提供以居家式、社區式服務為主，機構式服務為輔的生活照顧服務。

此外，長照1.0政策，也正式揭示於各縣市政府成立長期照顧管理中心。政府成立長期照顧管理中心，提供民眾到宅評估、擬訂照顧計畫，以單一窗口整合式服務推動優質照顧管理服務，再配合照顧服務資訊管理系統之建置，提升長期照顧業務之執行效能，奠定我國長期照顧服務制度及服務網絡的里程碑。

長照1.0政策中，主要的服務對象、原則、內容分述如下：

一、服務對象

（一）以日常生活需他人協助者為主，包含以下四類失能者

1. 65歲以上老人。
2. 55歲以上山地原住民。
3. 50歲以上身心障礙者。
4. 僅IADLs失能且獨居之老人。

（二）失能程度界定為三級

1. 輕度失能（1-2項ADLs失能者，以及僅IADLs失能且獨居之老人）。
2. 中度失能（3-4項ADLs失能者）。
3. 重度失能〔5項（含）以上ADLs失能者〕。

二、服務原則

（一）以服務提供（實物給付）為主，以補助服務使用者為原則。

（二）依失能者家庭經濟狀況提供不同補助

1. 低收入者：全額補助。
2. 中低收入者：補助90%，使用者自行負擔10%。
3. 一般戶：補助70%，使用者自行負擔30%。
4. 超過政府補助額度者，則由民眾全額自行負擔。

三、服務內容

（一）居家服務；（二）日間照顧；（三）家庭托顧；（四）輔具及居家無障礙環境；（五）老人營養餐飲服務；（六）交通接送服務；（七）長期照顧機構服務；（八）居家護理；（九）社區及居家復健；（十）喘息服務。

長期照顧1.0政策服務內容

政策	服務對象	服務原則	服務內容
長照1.0	以日常生活需他人協助者為主，包含以下四類失能者： 1. 65歲以上老人。 2. 55歲以上山地原住民。 3. 50歲以上身心障礙者。 4. 僅IADLs失能且獨居之老人。	以服務提供（實物給付）為主，以補助服務使用者為原則。	居家服務
			日間照顧
			家庭托顧
			輔具及居家無障礙環境
			老人營養餐飲服務
	失能程度界定為三級： 1. 輕度失能（1-2項ADLs失能者，以及僅IADLs失能且獨居之老人）。 2. 中度失能（3-4項ADLs失能者）。 3. 重度失能〔5項（含）以上ADLs失能者〕。	依失能者家庭經濟狀況提供不同補助： 1. 低收入者：全額補助。 2. 中低收入者：補助90%，使用者自行負擔10%。 3. 一般戶：補助70%，使用者自行負擔30%。 4. 超過政府補助額度者，則由民眾全額自行負擔。	交通接送服務
			長期照顧機構服務
			居家護理
			社區及居家復健
			喘息服務

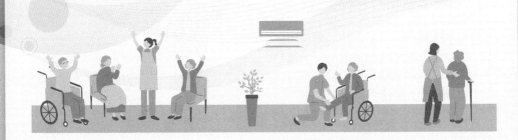

Unit **2-2**
長照1.0政策面臨之挑戰

我國長照1.0政策在推動10年的歷程中，已爲我國的長照服務奠下良好基礎，服務量能占老人失能人口比率，從2008年2.3%，提升至2016年4月的35.7%，服務人數達173,811人。量能雖有大幅提升，但考量我國人口快速老化之趨勢，且長照資源的有限性，也導致長照1.0政策在推動10年的過程中，面臨到些許的推動困境。

一、長照服務對象範圍需要擴大

長照1.0政策礙於資源與經費的有限性，未能將預防及延緩失能方案納入，及早協助65歲以上老人建立預防及延緩失能之認知，降低長期照顧服務需求，是長照1.0政策中面臨較大的困境。另外，臺灣老年人口失智症的盛行率爲8.04%，長照服務未能將失智症人口納入服務對象，也是政策需要調整之處。

二、長照人力資源短缺

長期照顧的直接服務人力，包含：照顧服務員、社工師、護理師、物理治療師、職能治療師。在長照1.0政策推動期間，雖然服務使用的人數持續增加，但是照顧服務員的人數仍舊面臨短缺。

三、偏遠地區服務資源不足

城鄉長照資源發展不均，一直是長照服務體系發展以來面臨的困境與問題。山地離島等偏遠地區因地理環境特殊、幅員遼闊且交通不便，以及青壯人口外移等問題，使得長照服務人力羅致不易，相較於全國，其長照專業人員（包括：照顧服務員、社工師、護理師、物理治療師、職能治療師等人力）明顯不足，影響服務資源及服務輸送體系之拓展與布建。

四、預算嚴重不足

依據長照1.0的政策規劃，長照十年推動下來所需要的預算經費爲817億元，但礙於政府財政問題，2008-2013年的長照預算僅有25.33至32.38億元，總計確實實際執行之經費爲323億元。礙於預算嚴重不足的情形下，長照服務體系的資源布建，以及照顧服務人員的培育上，也都面臨許多的難題。

五、補助核定額度與服務品質未能滿足民眾期待

服務時數不夠及服務品質不穩定，常常是長照1.0政策中，民眾使用服務後最常聽到的抱怨。同時，也因爲核定的補助時數，又有單項服務項目的服務時數核定上限的限制，也增添了長照服務不好用的現實與困境。

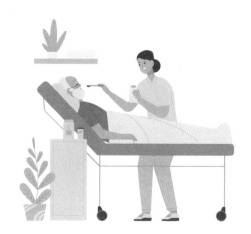

長照1.0政策之挑戰

長照服務對象範圍需要擴大

長照人力資源短缺

偏遠地區服務資源不足

預算嚴重不足

補助核定額度與服務品質未能滿足民眾期待

家庭照顧者支持與服務體系仍待強化

長照服務項目未能回應民眾的多元需求

服務體系鬆散未曾集結成網絡

行政作業繁雜影響民間投入意願

長照服務資訊系統有待積極整合

長照政策有待宣導

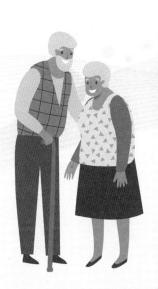

Unit 2-3
長照1.0政策面臨之挑戰（續）

六、家庭照顧者支持與服務體系仍待強化

家庭是我國失能、失智老人最主要的照顧場所，而家庭照顧者也往往由失能、失智老人的配偶或是小孩擔負起主要照顧責任，而面對家庭照顧者的照顧壓力，在長照1.0政策中，僅有提供喘息服務。對於家庭照顧者的支持方案主要是透過其他財源支應，如何將家庭照顧者納入長照服務體系中，也是我國當前重要的長照課題之一。

七、長照服務項目未能回應民眾的多元需求

面對以被照顧者為中心的照顧服務需求，從照顧服務項目來核定被照顧者可以接受的服務項目與時數，往往未能夠提供被照顧者有整合式的服務，也無法因應被照顧者的多元照顧需求。因此，如何因應被照顧者本身的多元化需求，擬訂個人化的照顧服務方案，就成為長照服務變革的重要議題。

八、服務體系鬆散未曾集結成網絡

服務資源往往需要仰賴資源網絡中的服務提供者，相互之間建立起綿密的服務資源連結，方能夠有效提供服務需求者有好的服務網絡。但過去長照1.0政策時代，往往因為各項承接長照服務的單位，分屬不同的組織，也讓在地資源無法形成綿密的資源網絡，以滿足被照顧者的需求。

九、行政作業繁雜影響民間投入意願

長照服務高度仰賴民間單位的協助參與，但民間單位參與服務提供後，卻往往需要負荷政府機關委託服務的龐雜行政程序，讓第一線負責的社工師及護理師，每月都需要應付龐雜的行政報表，無法確實的督導服務品質，影響民間參與服務提供的原始目的。

十、長照服務資訊系統有待積極整合

長照1.0政策時代，因為衛生福利部尚未整併成立，也讓長照服務需要橫跨兩部會間的溝通協調，其中更是包含照顧服務資訊系統的整合等問題，整體長照服務的資料則是分屬在「照顧服務管理資訊系統」、「照顧服務人力資料庫」、「醫事管理系統」、「長期照護資訊網」、「護理之家服務對象管理」等系統，無法有效統整相關資料。

十一、長照政策有待宣導

民眾對於長照服務的認知不足，不知道如何使用長照服務，或是民眾有需求出現時，不知道能夠尋求長照服務的協助。

長照1.0政策的困境

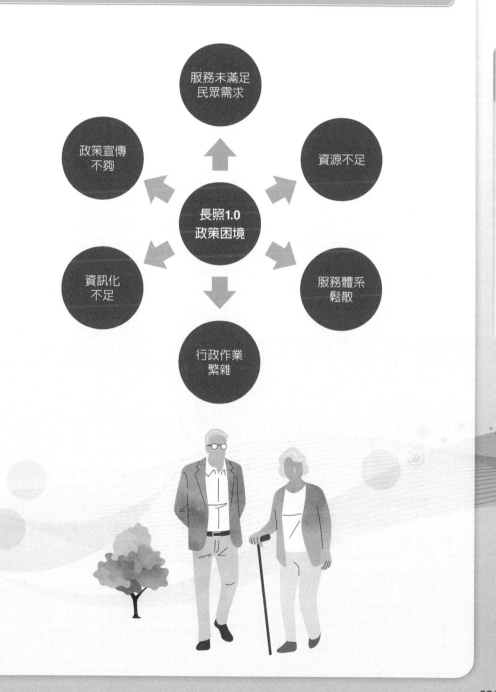

Unit 2-4
長照2.0的政策

面對長照1.0政策執行10年來所面臨的困境，衛福部於2016年提出「長期照顧服務十年計畫2.0」，希望藉由長照2.0政策的推出，修正調整長照1.0政策不足之處，建構「多元連續服務，且普及照顧的服務體系」，並期望建構以社區為基礎的照顧型社區，提升長照需求者及照顧者的生活品質。衛福部也因應長照1.0的政策問題，針對長照2.0的計畫目標、實施策略、服務對象、服務項目進行修正調整。

一、計畫目標

（一）建立優質、平價、普及的長照服務體系，發揮社區主義精神，讓有長照需求的國民可獲得基本服務，在自己熟悉的環境安心享受老年生活，減輕家庭照顧者負擔。（二）實現在地老化，提供從支持家庭、居家、社區到機構式照顧的多元連續服務，普及照顧服務體系，建立照顧型社區，提升具長期照顧需求者與照顧者之生活品質。（三）延伸前端初級預防功能，預防保健、活力老化、減緩失能，促進長者健康福祉，提升老人生活品質。（四）向後端提供多目標社區式支持服務，銜接在宅臨終安寧照顧，減輕家屬照顧壓力，減少長期照顧負擔。

二、實施策略

（一）建立以服務使用者為中心的服務體系；（二）發展以社區為基礎的小規模多機能整合型服務中心；（三）鼓勵資源發展因地制宜與創新化，縮小城鄉差距，凸顯地方特色；（四）培植以社區為基礎的健康照護團隊；（五）健全縣市照顧管理中心組織定位與職權；（六）提高服務補助效能與彈性；（七）開創照顧服務人力資源職涯發展策略；（八）強化照顧管理資料庫系統；（九）增強地方政府發展資源之能量；（十）建立中央政府總量管理與研發系統。

三、服務對象

（一）65歲以上失能老人；（二）任何年齡的失能身心障礙者；（三）55歲以上失能原住民；（四）50歲以上失智症者；（五）日常生活需他人協助的獨居或衰弱老人。

四、長照2.0的ABC三級服務

長照2.0希望建立區域性的「整體式社區照顧服務」，故以鄉鎮市區為單位，進行長照ABC單位資源布建工作。（一）A單位為社區整合型服務中心：也稱為「長照旗艦店」，一定會有「居家服務」＋「日間照顧」兩個服務項目。（二）B單位為複合型服務中心：也稱為「長照專賣店」，則是原本已提供居家照顧、社區照顧、機構照顧其中一項服務的單位，主要以日間照顧中心為主要服務類型。（三）C單位為巷弄長照站：也稱為「長照柑仔店」，失能長者可得到共餐、健康促進、預防及延緩失能等服務，多數為原有社區照顧關懷據點所轉型成立。

五、長照2.0的17項服務

17項服務項目：照顧服務、喘息服務、居家護理、復健服務、輔具補助、交通接送服務、營養餐飲服務、長照機構、社區整體照顧、小規模多機能、失智照顧、照顧者服務據點、社區預防照顧、原民社區整合、預防／延緩失能、延伸出院準備、居家醫療等服務。

長期照顧2.0政策服務內容

政策	服務對象	實施策略	服務項目
長照2.0	1. 65歲以上失能老人 2. 任何年齡的失能身心障礙者 3. 55歲以上失能原住民 4. 50歲以上失智症者 5. 日常生活需他人協助的獨居老人或衰弱老人	1. 建立以服務使用者為中心的服務體系。 2. 發展以社區為基礎的小規模多機能整合型服務中心。 3. 鼓勵資源發展因地制宜與創新化，縮小城鄉差距，凸顯地方特色。 4. 培植以社區為基礎的健康照護團隊。 5. 健全縣市照顧管理中心組織定位與職權。 6. 提高服務補助效能與彈性。 7. 開創照顧服務人力資源職涯發展策略。 8. 強化照顧管理資料庫系統。 9. 增強地方政府發展資源之能量。 10. 建立中央政府總量管理與研發系統。	照顧服務 喘息服務 居家護理 復健服務 輔具補助 交通接送服務 營養餐飲服務 長照機構 社區整體照顧 小規模多機能 失智照顧 照顧者服務據點 社區預防照顧 原民社區整合 預防及延緩失能 延伸出院準備 居家醫療

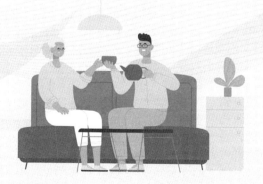

Unit **2-5**
衛福部的社區端高齡照顧服務

衛福部在長照2.0政策推動後，希望建立社區整體照顧模式的連續性服務模式，其中社區端政策是該政策所希望能積極布建在地照顧資源的重要策略。

一、社區照顧關懷據點

社區照顧關懷據點於2005年正式推動，透過社區照顧關懷據點的開辦，提升社區端的照顧能量，服務社區內健康、亞健康的長輩，提供關懷訪視、電話問安、諮詢及轉介服務、餐飲服務及健康促進服務等項目。

二、巷弄長照站

服務對象主要為長照2.0之政策服務對象，主要為落實在地老化的政策目標，提供社區具有近便性的臨托服務，並期望藉由社區本身的人力資源，協助提供相關服務。服務內容包含：臨托服務、共餐或送餐服務、預防及延緩失能服務方案、提供可促進社會參與之活動。巷弄長照站也期待由原本社區照顧關懷據點，每週提供一個時段（一個半天）的服務時間，提升為每週十個時段的服務時間。

2016年長照政策2.0推動初期，衛福部補助社區辦理巷弄長照站時，希望能夠有兩位專職人力（一名社工師、一名照服員）的人事費用補助，來協助社區有專職人力能夠於社區內提供照顧服務。然而，在政策推動後，社區面臨到建物合法性，以及專業人力難聘等問題，導致巷弄長照站政策受到嚴重挑戰。

2018年衛福部也針對巷弄長照站的設置規範進行調整，改為原本就有辦理社區照顧關懷據點的社區，只要多提供預防及延緩失能方案者，就可歸類為升級成立巷弄長照站之社區。而原本聘有專業人力的巷弄長照站，則是改制為巷弄長照站plus的類型。

三、預防及延緩失能照顧計畫

衛福部藉由在社區內推動「預防及延緩失能照顧計畫」，透過教學活動之介入，協助失能者行為改變，增強其自我效能，促使其有能力去控制自身的健康和影響其健康的決定因素，以達延緩失能之目標。服務方案，包含：肌力強化運動、生活功能重建訓練、社會參與、膳食營養、認知促進、口腔保健等服務。

四、失智社區服務據點

同時，衛福部為兼顧失智症的照顧對象，於2017年推出「失智照護服務計畫」，希望針對區域內失智症人口較多的社區，設置「失智社區服務據點」，協助社區內或是鄰近社區的失智長輩，能夠就近於社區中接受服務。服務內容，包含：認知促進課程、照顧者照顧課程、照顧者支持團體、辦理共餐、轉介疑似個案至失智症共照中心等服務。

五、醫事機構巷弄長照站

衛福部於2018年增加「醫事機構巷弄長照站」的服務，服務對象同樣為長照的服務對象，但該項政策的巷弄長照站，則是需要由醫事機構作為主要的經營主體，透過醫事機構進入社區中設置長照站，來解決社區端專業人力不足的問題。服務內容，包含：社會參與、健康促進、共餐服務、結合預防及延緩失能照顧計畫等服務，與巷弄長照站的服務內容雷同。

由前述衛福部所推出的各項政策中可以發現，透過多元化的政策引導，衛福部希望能夠在社區端建置多樣化的照顧服務。而截至2020年底，我國也已建置3,156個巷弄長照站、494個失智社區服務據點，占全臺總村里數7,760個村里的47%。

衛福部各項社區端的高齡照顧服務政策

政策項目	執行單位	服務對象	服務內容
社區照顧關懷據點	社區	健康老人 亞健康老人	1. 關懷訪視 2. 電話問安 3. 諮詢及轉介服務 4. 餐飲服務 5. 健康促進課程
巷弄長照站	社區	健康老人 亞健康老人 輕度失能老人 身心障礙者	1. 臨托服務 2. 共餐或送餐服務 3. 預防及延緩失能服務方案 4. 提供可促進社會參與之活動
預防及延緩失能照顧計畫	社區	健康老人 亞健康老人 輕度失能老人 身心障礙者	1. 肌力強化運動 2. 生活功能重建訓練 3. 社會參與 4. 膳食營養 5. 認知促進 6. 口腔保健
失智社區服務據點	醫事機構 長照機構 社福機構	疑似失智症者（評估為疑似失智症，惟尚未確診者） 極輕、輕度或重度失智症者 長期照顧管理中心及共照中心轉介之個案	1. 認知促進課程 2. 照顧者照顧課程 3. 照顧者支持團體 4. 辦理共餐 5. 轉介疑似個案至失智症共照中心
醫事機構巷弄長照站	醫事機構 長照機構 108年12月31日以前辦理巷弄長照站者	健康老人 亞健康老人 輕度失能老人 身心障礙者	1. 社會參與 2. 健康促進 3. 共餐服務 4. 結合預防及延緩失能照顧計畫

Unit 2-6
原住民族群的高齡照顧服務

原住民族委員會於2006年推動「推展原住民部落長者日間關懷站實施計畫」，結合部落、宗教組織的人力、物力等資源辦理部落長者日間關懷站，尤其針對偏遠地區、福利資源缺乏且不易取得照顧服務之部落為優先補助對象，以提供原住民族長者預防性、關懷性及連續性之照顧服務。

截至2024年為止，全國文健站總計有519處，服務16,340位原住民族長者，原民會攜手民間單位為缺乏照顧服務的原鄉部落，逐步布建得以提供長者健康服務的文健站，提供原鄉部落所需的照顧服務網絡資源。

於是在長照2.0政策的協助推動之下，為了縮短城鄉間照顧資源差距，並期望在原住民部落地區，能夠打造出具有民族特色的長照體系，且除了撥付經費協助原住民族委員會建置文化健康站外，也須積極布建原住民部落的日照服務、家庭托顧及長照管理中心分站等服務資源。

結合了長照2.0政策後的原住民部落照顧服務政策，除了延續既有原住民族委員會在推動的文化健康照顧外，也希望達到以下若干目標：

一、加強部落需求調查及資源盤點導入

以擴大服務量能，營造可近性、可及性，多元服務之文化健康照顧環境，讓長者在熟悉的生活空間安老。

二、重視銜接前端初級預防功能

預防保健、活力老化、減緩失能，促進長者健康福祉，提升長者生活品質。

三、運用部落長者照顧服務與支持系統

保障原住民長者獲得適切的服務，並結合社政、衛政、當地長期照顧管理中心、原住民族家庭暨婦女服務中心、教會團體、部落組織等相關資源，協助部落獲取「經濟安全」、「健康醫療」、「居家照顧」、「部落（社區）照顧」等層面之福利資源，以建立預防性及連續性之照顧服務體系。

四、向後端提供多目標社區式支持服務

轉銜在宅臨終安寧照顧，並連結政府長期照顧資源減輕家屬照顧壓力，減少長期照顧負擔，提供長者從支持家庭、居家、部落（社區）到機構式照顧的多元連續服務，普及照顧服務體系。

原住民族群的高齡照顧服務

政策項目	執行單位	服務對象	服務內容
部落文化健康站	1. 立案之財團法人宗教組織或其所屬設立於原住民族地區之地方分會 2. 立案之社會團體或法人	55歲以上健康、亞健康長者及衰弱長者	1. 簡易健康照顧服務。 2. 延緩老化失能活動（活力健康操、文化藝術、心靈課程、文化音樂活化腦力）。 3. 營養餐飲服務（共餐或送餐）。 4. 居家關懷服務。 5. 生活與照顧諮詢服務。 6. 連結資源、轉介服務（輔具提供、居家護理、社區級及居家復健、部落義診）、其他服務（電話問安）。

健康照顧服務

連結、轉介服務

延緩老化活動

文化健康站

生活與照顧諮詢服務

營養餐食服務

居家關懷服務

Unit 2-7
相關部會（教育部、客委會、農業部）的高齡相關照顧服務

　　高齡社會的來臨，不僅是衛生福利部積極推出各項政策，透過政策引導的方式，充實我國高齡照顧的相關服務資源；其他各部會，也因應其主管的業務，推出各項充實在地照顧服務資源的政策，例如：教育部的樂齡學習、客委會的伯公照護站、農業部的綠色照顧等相關政策。

一、教育部樂齡學習計畫

　　教育部為因應高齡社會的人口結構，於2008年推出各項高齡教育、樂齡學習計畫與活動，設置樂齡學習中心、開辦樂齡大學等，並鼓勵各終身學習機構，推動高齡學習，提供55歲以上國民的學習機會，實踐活躍老化的政策目標。該政策主要目標為推動各大學運用高教資源設置「樂齡大學」，以及推動一鄉鎮市區一樂齡中心計畫，透過樂齡大學及樂齡中心的設置，開設樂齡核心課程（如生活安全、運動保健、心靈成長、人際關係、社會參與等課程）、自主規劃課程、貢獻服務課程，提供各區域55歲以上的中高齡人口，有樂齡學習的機會，並及早建立活躍老化的相關概念與基礎。

　　此外，教育部的樂齡學習計畫，同時也提供樂齡中心優質的課程，推動樂齡規劃師的訓練課程，透過樂齡規劃師的培養，協助各地有意投入樂齡教育的教學者，學習如何設計課程的教學內容、課程大綱，以及教導教學技巧等內容，以協助建構各地優質的樂齡教育師資。

二、客委會的伯公照護站

　　客家委員會為了補充客家族群村落不足的醫療照顧資源，於2017年與衛福部協調，推出「伯公照護站」的政策計畫。以健康或亞健康之客家庄銀髮族為主體，針對高齡化嚴重、長期照顧及醫療資源貧乏之客庄地區，發展因地制宜的照顧服務。該計畫所提供的服務，包含：志工服務、融合客家文化的健康促進活動、交通接送、營養津貼、送藥到點、行動醫療、遠距照護等服務項目。

三、農業部的綠色照顧

　　農業部於2020年因應農民或漁民的高齡化議題，並接軌長照2.0政策，透過各區的農會及漁會推動綠色照顧的政策計畫，運用農漁會人員及家政志工，結合在地特色食材，發展具有地方特色的綠色照顧，營造友善高齡的生活環境。該政策服務內容主要以健康促進為核心，發展綠場域、綠飲食、綠療育及綠陪伴四大主軸，其結合農村的農業發展特色，與農村地區的巷弄長照站，發展深具農村特色的健康促進學習課程、互助的共食服務，並運用農會家政班推動健康諮詢服務等內容。

教育部、客委會、農業部的高齡相關照顧服務

主管部會	政策項目	執行單位	服務對象	服務內容
教育部	樂齡學習	鄉鎮市區公所 公共圖書館 各級學校 立案之非營利組織	55歲（含）以上之國民	1. 協助有意願辦理樂齡教育之大學設置樂齡大學。 2. 於各鄉鎮市區建立樂齡學習中心。 3. 辦理樂齡核心課程（如生活安全、運動保健、心靈成長、人際關係、社會參與等課程）、自主規劃課程、貢獻服務課程。
客委會	伯公照護站	醫事機構 長照機構 社福機構 社區組織	健康或亞健康之客家庄銀髮族	1. 志工服務。 2. 融合客家文化的健康促進活動。 3. 交通接送。 4. 營養津貼。 5. 送藥到點。 6. 行動醫療。 7. 遠距照護。
農業部	綠色照顧	各區農會 各區漁會	農民 漁民	1. 深具農村特色的健康促進學習課程。 2. 互助的共食服務。 3. 運用農會家政班推動健康諮詢服務。

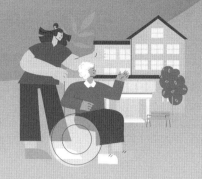

第 **3** 章

長期照顧2.0的服務內容

Unit **3-1**
長照服務中失能對象的評估工具

　　長照服務所照顧的失能對象，包含：65歲以上失能老人、日常生活需他人協助的獨居老人或衰弱老人、55歲以上失能原住民、任何年齡的失能身心障礙者等對象。失能的認定標準（即長照需要評估指標），主要是由三項量表進行評測，分別為：1.日常生活活動功能量表（ADLs）、2.工具性日常生活活動功能量表（IADLs），以及3.簡易心智狀態問卷調查表（Short Portable Mental Status Questionnaire，簡稱 SPMSQ）等為主要評估工具。

失能對象的評估量表

評估工具	評估對象	評估內容	評估結果區分
日常生活活動功能量表（ADLs）	1. 65歲以上失能老人 2. 任何年齡的失能身心障礙者 3. 55歲以上失能原住民 4. 日常生活需他人協助的獨居老人或衰弱老人	1. 進食（feeding，餐盤準備及安排、將飲料或食物從盤或碗中送到嘴裡）。 2. 咀嚼（eating，吞嚥食物、嘴裡食物或飲料的維持及處理）。 3. 功能性移動（床上移動、輪椅移動、移位、行走、搬運物品）。 4. 穿脫衣物。 5. 沐浴。 6. 大小便處理。 7. 個人器具之照顧（助聽器、隱形眼鏡、眼鏡、副木裝具、義肢、輔具）。 8. 個人衛生及盥洗（化妝、洗臉、弄頭髮、刷牙、假牙等）。 9. 性生活。 10. 休息及睡眠。 11. 廁所衛生。	常見以巴氏量表作為評估工具，評量共分五大級距： (1) 0分至20分，屬完全依賴。 (2) 21分至60分，屬嚴重依賴。 (3) 61分至90分，屬中度依賴。 (4) 91分至99分，屬輕度依賴。 (5) 100分為完全獨立。
工具性日常生活活動功能量表（IADLs）	同上	1. 照顧他人（選擇及監督照顧者、提供照顧他人的服務）。 2. 照顧寵物。 3. 教養孩童（提供照顧及監督孩童成長所需的支持）。	

失能對象的評估量表（續）

評估工具	評估對象	評估內容	評估結果區分
工具性日常生活活動功能量表（IADLs）		4. 溝通器具的使用（寫字器具、電話、打字機、電腦、溝通板、叫人鈴、緊急系統、點字系統、聾人所使用的溝通器具、改善溝通系統等來接收及傳送資訊）。 5. 社區移動（自行開車或騎摩托車，搭乘公車、計程車或其他大眾交通工具）。 6. 經濟管理（使用銀行或各種經濟處理方法，來達成個案長期及短期經濟目的）。 7. 健康管理及維持（營養、運動、藥物）。 8. 家務處理。 9. 烹飪及清潔。 10. 安全程序及緊急應變處理。 11. 購物。	評估個案維持獨立自主能力，較一般個人自我照顧需求來得複雜，包括：烹食、購物、打電話、管理財務，工作內容以女性社會性角色為主，如準備食物、做家事。 該評量表原設計總分為8分，男性測驗應去除做飯、家事、洗衣這三項，故總分為5分。
簡易心智狀態問卷調查表（SPMSQ）	同上	1. 今天是幾號？ 2. 今天是星期幾？ 3. 這是什麼地方？ 4. 您的電話號碼是幾號／您住在什麼地方？ 5. 您幾歲？ 6. 您的出生年月日？ 7. 現任總統是誰？ 8. 前任總統是誰？ 9. 您媽媽叫什麼名字？ 10. 從20減3開始算，一直減3減下去？	1. 錯0-2題，心智功能完整。 2. 錯3-4題，輕度心智功能障礙。 3. 錯5-7題，中度心智功能障礙。 4. 錯8-10題，重度心智功能障礙。

Unit 3-2
長照服務中失智對象的評估工具

圖解長期照顧經營與管理

　　長照服務中只要是50歲以上的失智症者，就是長照服務照顧的對象。針對失智症個案的評估方式，主要是以量表進行初篩，如MMSE、AD8或SPMSQ等量表；經前述量表初篩疑似失智症後，再經由醫師或個管人員，以臨床失智評分量表（the Clinical Dementia Rating Scale，簡稱CDR）進行診斷與評估。

　　臨床失智評分量表（CDR）是一個評估失智症狀嚴重程度的工具，專門針對50歲以上的失智症患者進行分級，評估標準包括記憶力、定向感、解決問題的能力、社區活動能力、家居嗜好以及自我照料能力等方面。根據這些標準，失智症的嚴重程度從0到5進行評分，其中0表示沒有失智，而5表示末期失智。

　　在記憶力方面，0分表示沒有記憶力減退或只有輕微的遺忘，而隨著分數增加，記憶力的減退也會變得更加明顯。例如：1分代表中度的記憶力減退，患者對於最近的事件難以記住，這也會影響到日常生活的進行；到3分時，患者的記憶力已嚴重減退，只能記得片段的事情，無法正常參與日常活動。

　　定向感的評估則是針對患者對於時間、地點和人是否仍有辨識能力。在輕度失智的階段（1分），患者可能對於時間的定向感開始有些困難，但仍能保持對地點的基本定向能力；而到中度失智（2分）時，患者在時間和地點的定向感均會有明顯的障礙。

　　解決問題的能力也隨著失智程度的加深而逐漸減退。0分表示患者能正常處理日常問題，但到2分時，患者在分析問題的相似性和差異性時會遇到嚴重障礙，並且社會判斷力會明顯受到影響。3分時，患者完全喪失了解決問題的能力。

　　此外，社區活動能力、家居嗜好及自我照料等方面也會受到不同程度的影響。在輕度失智時（1分），患者可能仍能參與部分活動，但無法單獨完成；到了中度和嚴重失智階段，患者無法獨立完成日常活動，甚至在家事和自我照料上也需依賴他人的幫助，最終完全喪失自我照料的能力。

　　總結來說，CDR量表不僅用於評估失智症患者的認知功能狀況，還能協助醫療專業人員更精確地判斷患者的日常生活能力及其所需的支持和照護程度。隨著失智程度的加深，患者的獨立性會逐步下降，最終需要全面的照顧和支持。這樣的量表在臨床診斷及照護計畫的設計中，具有重要的參考價值。

失智對象的評估量表

評估工具	評估對象				評估標準	
臨床失智評分量表（CDR）	50歲以上失智症者				0:沒有失智 0.5-未確定或待觀察 1-輕度失智 2-中度失智 3-嚴重失智 4-深度失智 5-末期失智	
評分	記憶力	定向感	解決問題能力	社會活動能力	家居嗜好	自我照料
無 (0)	沒有記憶力減退、或稍微減退。沒有經常性健忘。	完全能定向。	日常問題（包括財務及商業性的事務）都能處理得很好；和以前的表現比較，判斷力良好。	和平常一樣能獨立處理有關工作、購物、業務、財務、參加志工及社團的事務。	家庭生活、嗜好、知性興趣都維持良好。	能完全自我照料。
可疑 (0.5)	經常性的輕度遺忘，事情只能部分想起；「良性」健忘症。	完全能定向，但涉及時間關聯性時，稍有困難。	處理問題時，在分析類似性和差異性時，稍有困難。	這些活動稍有障礙。	家庭生活、嗜好、知性興趣，稍有障礙。	能完全自我照料。
輕度 (1)	中度記憶減退；對最近的事尤其不容易記得；會影響日常生活。	涉及有時間關聯性時，有中度困難。檢查時，對地點仍有定向力；但在某些場合可能仍有地理定向力的障礙。	處理問題時、在分析相似性和差異性時，有中度困難；社會價值能維持。	雖然還能從事某些活動，但無法單獨參與。對一般偶而的檢查，外觀上還似正常。	居家生活確已出現輕度之障礙，較困難之家事已經不做；比較複雜之嗜好及興趣都已放棄。	需旁人督促或提醒。
中度 (2)	嚴重記憶力減退，只有高度重複學過的事務才會記得；新學的東西很快會忘記。	涉及有時間關聯性時，有嚴重困難；時間及地點都會有定向力的障礙。	處理問題時，在分析相似性和差異性時，有嚴重障礙；社會價值之判斷力已受影響。	不會偽飾自己無力獨自處理工作、購物等活動的窘境。被帶出來外面活動時，外觀還似正常。	只有簡單的家事還能做，興趣很少，也很難維持。	穿衣、個人衛生、以及個人事務之料理，都需要幫忙。
嚴重 (3)	記憶力嚴重減退，只能記得片段。	只維持對人的定向力。	不能做判斷或解決問題。	不會偽飾自己無力獨自處理工作、購物等活動的窘境；外觀明顯可知病情嚴重，無法在外活動。	無法做家事。	個人照料需仰賴別人給予很大的幫忙；經常大小便失禁。

Unit 3-3
長照服務中衰弱老人的評估工具

衰弱老人不同於失能的老人，是指其日常生活功能尚沒有到無法自理的狀態，但卻是未來可能落入失能老人群體的高風險群。針對衰弱老人的評估量表，主要爲Fried Frailty Index或SOF（Study of Osteoporotic Fractures）Frailty Index等兩項量表。

一、Fried衰弱指標

Fried衰弱指標主要針對以下五項身體機能進行評估：

（一）**非刻意的體重減輕**：過去一年內，未經刻意減重的情況下，體重減少超過5公斤。

（二）**肌力下降**：握力減弱，男性握力小於26公斤，女性握力小於18公斤，或者握力低於同年齡研究族群中最低的20%。

（三）**行走速度變慢**：步行速度低於每秒0.8公尺，或者落在研究族群的最低20%之內。

（四）**自述疲憊感**：在過去一週中，有三天以上感到疲倦或提不起勁。

（五）**體能活動度降低**：男性每週的活動量少於383卡路里，女性少於270卡路里，或低於研究族群的最低20%（評估工具）。

根據這五項指標，如果老年人在其中三項或以上表現出異常，則被評估爲衰弱；如果有一至兩項異常，則屬於衰弱前期；若沒有任何一項異常，則視爲健康。

二、SOF衰弱指標

SOF衰弱指標則針對三個方面進行簡化評估：

（一）**體重減輕**：過去一年內體重減少超過5%。

（二）**下肢功能**：無法在不使用扶手的情況下，從椅子上連續站起五次。

（三）**降低精力**：最近經常感到無精打采或提不起勁（評估工具）。

如果老年人在這三項指標中有兩項符合，則被視爲衰弱；有一項符合則爲衰弱前期；若無任何符合，則視爲健康。

這兩項指標系統的共同點在於，它們都關注老年人日常生活中體能活動和機能的變化，並透過簡單的測量與自我報告來評估老年人是否進入衰弱或衰弱前期。Fried衰弱指標提供了更詳細的肌力和行走速度測量，而SOF指標則更加簡單易行，適合較快速的篩查。

這些評估工具在臨床實務中具有重要意義，幫助醫療人員及早發現老年人衰弱的徵兆，從而制定適當的介入措施，延緩衰弱進程並提升老年人的生活品質。

衰弱老人的評估量表

評估工具	評估對象	評估內容	評估結果區分
Fried Frailty Index	衰弱老人	1. 非刻意的體重減輕（指過去一年內體重減輕>5公斤）。 2. 肌力下降（指握力小於研究族群最低之20%，男性握力＜26公斤、女性握力＜18公斤）。 3. 行走速度變慢（指行走速度落在研究族群最低之20%，步行速度＜0.8公尺／秒）。 4. 自述疲憊感（指近一週內，有三天以上做任何事都感到疲倦或提不起勁）。 5. 體能活動度降低（指活動量落在研究族群最低之20%，男性＜383卡／週、女性＜270卡／週）。	1. 大於等於3項指標→衰弱。 2. 1-2項指標→衰弱前期。 3. 0項指標→健康。
Study of Osteoporotic Fractures（SOF）Frailty Index		1. 體重減輕（指過去一年內體重減輕>5%）。 2. 下肢功能（指無法在沒有使用扶手的情形下，從椅子起身5次）。 3. 降低精力（指最近感到意興闌珊或提不起勁）。	1. 大於等於2項指標→衰弱。 2. 1項指標→衰弱前期。 3. 0項指標→健康。

Unit 3-4
長照服務的申請方式

圖解長期照顧經營與管理

針對前述章節中，經過各項量表評估，確認為長照的服務對象後，就可進入長照服務的申請。而長照服務的申請方式，可總結為四個階段，分別為：申請服務前、服務評估、照顧服務計畫擬訂，以及展開服務等四個階段。

一、申請服務前

在具備前述章節所提及的長照服務對象的要件後，可以經由三個管道，進入正式的長照服務申請程序，分別為：撥打1966長照服務專線申請服務、親自洽詢各縣市的照管中心尋求服務、被照顧者入院住院於出院前申請長照出院準備服務。申請長照服務時，可透過前述三種管道來提出申請。

二、服務評估

經由前述三種管道的任何一種提出長照需求申請後，照管中心則會先協助了解申請者是否符合申請資格。一旦符合申請資格後，照管中心將派遣照顧管理專員前往評估。

三、照顧服務計畫擬訂

照管專員前往申請者家中進行評估後，會依照被照顧對象的需求量身定做照顧計畫，並與家屬說明政府相關補助額度，協助家屬找到最合適的長照服務資源。照管專員的照顧服務計畫，則會以「四包錢」的四類長照服務來進行計畫擬訂，包含：照顧及專業服務（依失能等級每月給付10,020-36,180元）、輔具及居家無障礙環境改善服務（每3年給付40,000元）、交通接送服務（依失能等級與城鄉距離每月給付1,680-2,400元）、喘息服務（依失能等級每年給付32,340-48,510元）。

四、展開服務

經過照管專員的照顧服務計畫擬訂與確認後，照管中心將會把個案轉介給各區域的A級單位，由各區域A級單位的個案管理員協助連結服務，並提供合適的服務給被照顧者。

而長照的服務項目中，有些部分服務項目是不需要經由前述量表評估及申請程序，服務需求者就可以立即進行服務使用的項目，如：社區照顧關懷據點、巷弄長照站、預防及延緩失能照護服務等項目。

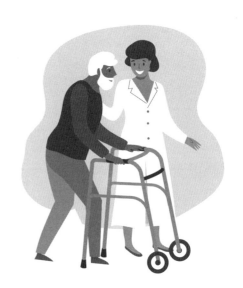

長照服務的申請方式

長照服務
專線1966

親自洽詢當地
照管中心

長照出院
準備服務

照管專員
到府評估
長照需求

擬訂專屬
照顧服務
計畫

取得長照
服務

長照申請資格

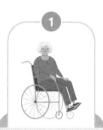

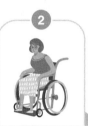

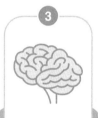

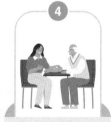

①	②	③	④
65歲以上失能、獨居、衰弱老人	55歲以上失能原住民	50歲以上失智者	不分年齡身心障礙者（領有身心障礙證明或手冊）

Unit **3-5**
長照的四大服務類型

　　根據2015年公告施行的《長期照顧服務法》中，明確地將我國的長照服務依其提供方式，區分為：居家式、社區式、機構住宿式、家庭照顧者支持服務等四大項服務類別，而每項服務類別中，又各自明確定義出服務項目。

一、居家式服務

　　居家式長照服務的項目中，總共有11項服務項目，分別為：
1. 身體照顧服務。
2. 日常生活照顧服務。
3. 家事服務。
4. 餐飲及營養服務。
5. 輔具服務。
6. 必要之住家設施調整改善服務。
7. 心理支持服務。
8. 緊急救援服務。
9. 醫事照護服務。
10. 預防引發其他失能或加重失能之服務。
11. 其他由中央主管機關認定到宅提供與長照有關之服務。

二、社區式服務

　　社區式長照服務的項目中，總共有11項服務項目，分別為：
1. 身體照顧服務。
2. 日常生活照顧服務。
3. 臨時住宿服務。
4. 餐飲及營養服務。
5. 輔具服務。
6. 心理支持服務。
7. 醫事照護服務。
8. 交通接送服務。
9. 社會參與服務。
10. 預防引發其他失能或加重失能之服務。
11. 其他由中央主管機關認定以社區為導向所提供與長照有關之服務。

三、機構住宿式服務

　　機構住宿式長照服務的項目中，總共有12項服務項目，分別為：
1. 身體照顧服務。
2. 日常生活照顧服務。
3. 餐飲及營養服務。
4. 住宿服務。
5. 醫事照護服務。
6. 輔具服務。
7. 心理支持服務。
8. 緊急送醫服務。
9. 家屬教育服務。
10. 社會參與服務。
11. 預防引發其他失能或加重失能之服務。
12. 其他由中央主管機關認定以入住方式所提供與長照有關之服務。

四、家庭照顧者支持服務

　　家庭照顧者支持服務提供的項目中，總共有5項服務項目，分別為：
1. 有關資訊之提供及轉介。
2. 長照知識、技能訓練。
3. 喘息服務。
4. 情緒支持及團體服務之轉介。
5. 其他有助於提升家庭照顧者能力及其生活品質之服務。

長期照顧的四大服務類型

服務類型與項目	居家式服務	社區式服務	住宿機構式服務	家庭照顧者支持服務
《長期照顧服務法》規範之服務項目	身體照顧服務。 日常生活照顧服務。 家事服務。 餐飲及營養服務。 輔具服務。 必要之住家設施調整改善服務。 心理支持服務。 緊急救援服務。 醫事照護服務。 預防引發其他失能或加重失能之服務。 其他由中央主管機關認定到宅提供與長照有關之服務。	身體照顧服務。 日常生活照顧服務。 臨時住宿服務。 餐飲及營養服務。 輔具服務。 心理支持服務。 醫事照護服務。 交通接送服務。 社會參與服務。 預防引發其他失能或加重失能之服務。 其他由中央主管機關認定以社區為導向所提供與長照有關之服務。	身體照顧服務。 日常生活照顧服務。 餐飲及營養服務。 住宿服務。 醫事照護服務。 輔具服務。 心理支持服務。 緊急送醫服務。 家屬教育服務。 社會參與服務。 預防引發其他失能或加重失能之服務。 其他由中央主管機關認定以入住方式所提供與長照有關之服務。	有關資訊之提供及轉介。 長照知識、技能訓練。 喘息服務。 情緒支持及團體服務之轉介。 其他有助於提升家庭照顧者能力及其生活品質之服務。
長照2.0提供之服務項目	居家服務。 餐飲服務。 居家喘息。 輔具購買或租借。 居家護理。 居家復健。 居家無障礙環境改善。	日間照顧。 家庭托顧。 交通接送服務。 社區復健。 機構喘息。 巷弄長照站。 小規模多機能。 社區照顧關懷據點。 失智社區服務據點。 部落照顧服務。	安養機構。 養護機構。 身心障礙機構。 長期照護機構。 護理之家。 失智症團體家屋。	家庭照顧者支持中心。 家庭照顧者支持專線。 家庭照顧者支持團體。

Unit **3-6**
長照服務中的創新服務模式

除了前述所提及的各項法定長照服務項目外，因為臺灣整體高齡化趨勢的快速成長，也推動了從在地需求所發展而成的創新服務模式。這些創新服務模式的組織類型，大致可分為：由非營利組織成立的創新組織、由社會企業成立的創新組織、由營利企業成立的創新組織、由合作社模式成立的創新組織。

一、由非營利組織成立的創新組織

因應高齡社會的浪潮，一些原本就在提供長照服務的非營利組織，紛紛看到高齡社會下的需求，雖然有部分需求能夠透過長照服務來滿足，但是仍然有些高齡社會的需求是無法被政府的長照服務所滿足，尤其是在健康、亞健康的高齡族群中。因此，部分非營利組織開始進行內部的創新服務轉型，藉以希望能夠發展出多元化的服務內容，來滿足在地的需求。

這類型的非營利組織有：伊甸社會福利基金會的「老人照顧服務計畫」、揚生慈善基金會的「自癒力推廣」、同仁仁愛之家從日本引進的「自立支援照顧模式」，以及愚人之友基金會與暨大、埔基共同合作的「厚熊笑狗長照生活創新產業」。前述的創新服務計畫或模式，都是由非營利組織所發起，針對在地的高齡需求，從不同面向切入發展而成的創新服務計畫。

二、由社會企業成立的創新組織

從社會企業角度出發，成立一個新的組織，關注高齡社會需求，發展出社會企業的商業模式，提供在地長輩服務，也是我國2016年以來，蓬勃發展的

現象之一。此類型的組織，多數由許多年輕世代所創立，例如：與弘道老人基金會有相當淵源關係的「銀享全球股份有限公司」、「串門子社會設計有限公司」。另外，則是有專注在交通接送的「多扶接送」、關注長照資源串聯的「有本生活坊」、關注復健治療的「窩新生活照護」等公司。

三、由營利企業成立的創新組織

有許多組織是以營利組織的方式，來提供照顧服務，作為公司主要的營運項目。而這類型的組織與社會企業類型的組織不同，營利企業的組織所關注的就是如何從提供服務的過程，發展出公司的商業模式，成為公司主要的營業項目。這類型的組織，例如：引進日本福祉照顧器材的「福樂多醫療福祉事業」、關注銀髮照顧服務提供的「中化銀髮事業」、以長照機構提供服務為主的「青松健康股份有限公司」。

四、由合作社模式成立的創新組織

合作社組織型態的長照服務提供者，主要是以關注照顧服務員本身的勞動薪資條件為主，希望透過合作經濟的運作模式，提升照顧服務員本身的薪資水準，讓照顧服務員能夠成為合作社的股東社員，不再只是單純的提供服務的勞動供給者，同時也能夠成為合作社的股東，提升照顧服務員的勞動價值與薪資水準。這類型組織，最著名的就是屏東的「第一照顧服務勞動合作社」，該合作社可說是臺灣以合作經濟模式連結照服員的濫觴。

長照服務中的創新服務模式

組織型態	成立目的	本土化的代表性組織
由非營利組織成立	補充組織既有長照服務不足之處，以滿足在地的多元化照顧需求。	・伊甸社會福利基金會的「老人照顧服務計畫」 ・揚生慈善基金會的「自癒力推廣」 ・同仁仁愛之家從日本引進的「自立支援照顧模式」 ・愚人之友基金會與暨大、埔基共同合作的「厚熊笑狗長照生活創新產業」
由社會企業成立	透過經濟手段來滿足組織的社會目的。	・銀享全球股份有限公司 ・串門子社會設計有限公司 ・多扶接送 ・有本生活坊 ・窩新生活照護
由營利企業成立	以滿足高齡照顧需求的方式，作為組織主要的營利目的。	・福樂多醫療福祉事業 ・中化銀髮事業 ・青松健康股份有限公司
由合作社模式成立	透過合作經濟的方式，保障勞動服務提供者的薪資條件。	・屏東第一照顧服務勞動合作社

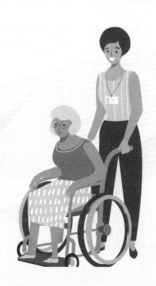

Unit **3-7**
長照服務中的整合照顧模式

從近年各界跨領域所積極投入長照服務的發展趨勢中，可以發現許多專業服務組織及相關政策，認爲長照服務的提供，不單指服務失能、失智的對象，而應該將照顧體系，往前延伸至健康、亞健康老人的預防及延緩失能；往後延伸至居家安寧照護等服務。因此，如何建立符合在地老化目標的「全人照顧體系」，就成爲長照服務體系中積極建構與追求的主要目標。

如長照2.0政策所揭示的，期望透過資源布建與網絡連結的過程，建立以社區爲基礎的整體照顧模式，其中就需要仰賴在地區域內跨專業間的合作，包含：醫療照護服務體系、長期照顧服務體系、生活照顧服務體系等三大體系的串聯合作，才能夠建構起整合性的照顧服務架構與體系。

一、醫療照護服務體系

醫療照護服務體系主要關注在急性病患及出院需要照護之病人，爲該體系的主要照護對象。此體系需要高度仰賴醫療護理人員的投入，不僅是各區域內的地區醫院、教學醫院，甚至連基層診所都是投入醫療照護服務體系的重要協力單位。我國在過去健康保險體系的發展下，醫療照護服務體系已經有完整的系統性建立。

二、長期照顧服務體系

長期照顧服務體系所關注的是慢性病患、長期失能者的照顧，藉由在地長照組織提供居家式服務、社區式服務、機構式服務等三種不同的服務項目。根據被照顧者的需求擬訂個別化的照顧計畫，並連結在地服務組織提供照顧服務。我國在長照1.0的基礎上，已逐步發展出各類型的服務項目，並於長照2.0的政策中，加深與加廣各項服務資源的建置。

三、生活照顧服務體系

生活照顧服務體系所關注的是健康、亞健康長輩的照顧服務，主要是透過在社區內建置各項長照服務據點及政策，協助社區長輩能夠透過各項課程的參與，預防及延緩其成爲長期照顧服務的對象，提升社區長輩在地老化的生活品質。我國於生活照顧服務體系的建構上，於長照2.0政策推動後，才逐步開始於社區內建構相關資源。目前積極投入在生活照顧服務體系建立的區域，主要是南投縣的埔里鎮，由愚人之友基金會、埔里基督教醫院、國立暨南國際大學，所共同合作的「厚熊笑狗長照生活創新體系」，主要著眼於關注如何連結在地組織與資源，共同建立在地化的高齡生活照顧體系。

在地化的整體照顧模式

體系	生活照顧服務體系	醫療照顧服務體系	長期照顧服務體系
對象	社區民眾 健康老人 亞健康老人	急性病患 出院需要照護之病人	慢性病患 長期失能者
服務項目	生活支持 高齡教育 社區協力 社會倡議 社會企業	疾病治療 健康照護 健康管理	機構照顧 社區照顧 居家照顧

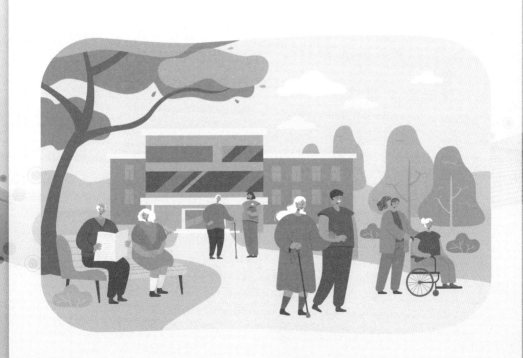

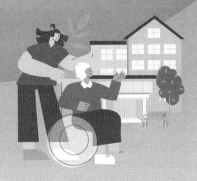

第 **4** 章

管理學的理論

●●●●●●●●●●●●●●●●●●●●●● ●章節體系架構 ▼

Unit 4-1
管理學的基本概念

管理學是一門研究如何有效組織和管理資源以達成組織目標的學科。它涵蓋了各種理論和實踐，旨在提高組織營運效率，提升員工滿意度，並實現可持續發展。管理學的核心概念包括計畫、組織、領導和控制，這些概念構成了管理的基礎。管理學也被廣泛地運用在組織運作的社會場域中，包含醫院管理、社會工作管理、非營利組織管理、長期照顧管理等，都是將管理學運用在社會不同專業場域中的實際案例，也因為管理學的廣泛議題運用，因而衍生出許多不同的管理實務議題。

一、計畫

計畫是管理過程的首要步驟，涉及設定目標並制定達成目標的策略。這過程包括：分析環境、識別機會和威脅、制定具體的行動計畫，以及資源分配。有效的計畫能夠預見未來挑戰，並提前制定應對措施。計畫的種類多種多樣，包括：戰略計畫、戰術計畫和操作計畫，每種計畫的時間範圍和詳細程度各不相同。

二、組織

組織是將計畫轉化為現實的過程，涉及資源配置和結構設計。這包括：確定需要完成的任務、分配任務給特定個人或團隊、建立溝通管道，以及設計組織結構以確保有效協調。組織結構可以是層級式的、矩陣式的或網絡式的，每種結構都有其優缺點，選擇合適的組織結構需要考慮組織的規模、性質和外部環境。

三、領導

領導是影響和激勵員工實現組織目標的過程。領導者需要具備溝通技巧、激勵能力和決策能力，以引導團隊朝著共同目標前進。領導風格有多種，包括：專制型、民主型和自由放任型，每種風格在不同情境下效果不同。現代領導理論強調情境領導，即根據具體情況靈活調整領導風格，以最佳方式激勵員工。

四、控制

控制是確保組織活動依據計畫進行，並達成目標的過程。這包括：建立績效標準、監測實際績效、比較實際績效與標準，以及採取糾正措施以解決偏差。控制過程幫助管理者識別問題、改進流程，並確保組織資源得到有效利用。

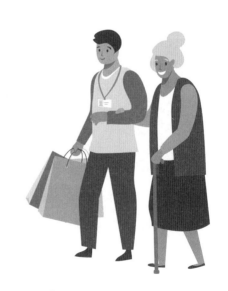

管理學的基本概念

計畫

控制

管理學的
基本概念

組織

領導

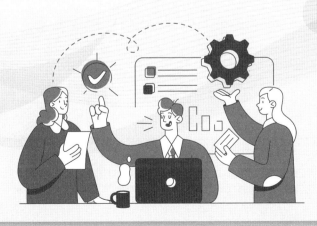

Unit **4-2**
管理學的基本理論

　　管理學的基本理論，包含古典管理理論、行為科學理論、現代管理理論、新興管理理論。

一、古典管理理論

　　古典管理理論強調效率和結構化管理。泰勒的科學管理理論主張透過科學方法提高工作效率，如時間和動作研究。法約爾（Henri Fayol）的行政管理理論提出了管理的五大職能：計畫、組織、指揮、協調和控制。韋伯（Max Weber）的官僚管理理論則強調正式規則和層級結構，以確保組織的穩定性和預測性。

二、行為科學理論

　　行為科學理論關注人員行為及其對組織績效的影響。霍桑實驗揭示了社會和心理因素對工作效率的影響，強調團隊精神和員工滿意度的重要性。馬斯洛（Abraham Maslow）的需求層次理論則提出，人類需求分為五個層次，從基本的生理需求到最高的自我實現需求，管理者需要滿足員工不同層次的需求以激勵他們。

三、現代管理理論

　　現代管理理論包括：系統理論、權變理論和資源依賴理論。系統理論將組織視為一個整體系統，強調各部分之間的相互依賴和協調。權變理論則認為沒有一種普遍適用的管理方法，管理策略應根據具體情況而定。資源依賴理論強調組織行為和結構，取決於外部資源的可得性和控制。

四、新興管理理論

　　隨著技術和社會的發展，新興管理理論如學習型組織、知識管理和敏捷管理也逐漸興起。彼得·聖吉（Peter M. Senge）提出的學習型組織，強調組織必須不斷學習和適應變化。知識管理注重知識的創造、共享和利用，以提高組織效能。敏捷管理則強調靈活性和快速應變，以適應不斷變化的市場需求。

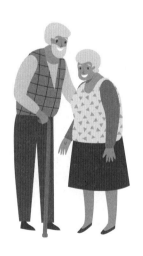

管理學的基本理論

古典管理理論

新興管理理論

管理學的基本理論

行為科學理論

現代管理理論

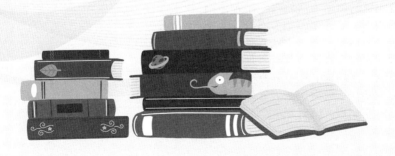

Unit **4-3**
古典管理理論的內涵

古典管理理論是管理學的基石之一，涵蓋了科學管理、行政管理和官僚管理三大分支。這一理論學派的核心目標是提高組織效率和生產力，強調結構化和系統化的管理方法。

一、科學管理（Scientific Management）

弗雷德里克·泰勒（Frederick Taylor）提出的科學管理理論，強調透過科學方法提高工作效率。他的方法包括時間和動作研究，旨在標準化工作流程，確保每項任務都以最有效的方式完成。泰勒主張將工作分解成簡單的、標準化的任務，並根據最佳實踐進行執行。他還提出了工人和管理者應該合作以提高生產力，並透過合理的激勵措施來激勵員工。泰勒的理論強調效率和生產力，這對工業化進程中的企業管理產生深遠影響。

二、行政管理（Administrative Management）

亨利·法約爾（Henri Fayol）的行政管理理論，強調管理職能和原則。他提出了管理的五大職能：計畫、組織、指揮、協調和控制，這些職能成為現代管理實踐的核心要素。法約爾還制定了14條管理原則，如分工、權威與責任、紀律和統一指揮等，這些原則為管理者提供了指導方針，幫助他們有效地組織和管理資源。法約爾的理論強調管理的普遍性和系統性，這對後來的管理理論發展產生了奠基作用。

三、官僚管理（Bureaucratic Management）

馬克斯·韋伯（Max Weber）提出的官僚管理理論，強調正式的層級結構和明確的規則。韋伯認為官僚制是一種理性、高效的組織形式，其特點包括明確的職責分工、層級管理、書面規則和程序，以及非人情化的決策過程。這種結構旨在確保組織的穩定性和可預測性。韋伯的理論對公營機構和大型組織的管理產生深遠影響，促使這些組織採用更加正式和系統化的管理方式。

古典管理理論的三大分支共同為管理學提供了系統化、標準化和科學化的管理框架。這些理論強調效率、生產力和結構化管理，對現代管理理論和實踐產生了奠基作用。它們不僅為工業革命時期的企業管理提供了有效的管理方法，也為後來的管理理論發展提供了寶貴的理論基礎。

總結來說，古典管理理論在管理學上的主要貢獻在於其系統化和科學化的管理方法，這些方法極大地提高了組織營運的效率和生產力，並為現代管理理論和實踐的發展奠定堅實的基礎。

古典管理理論的內涵

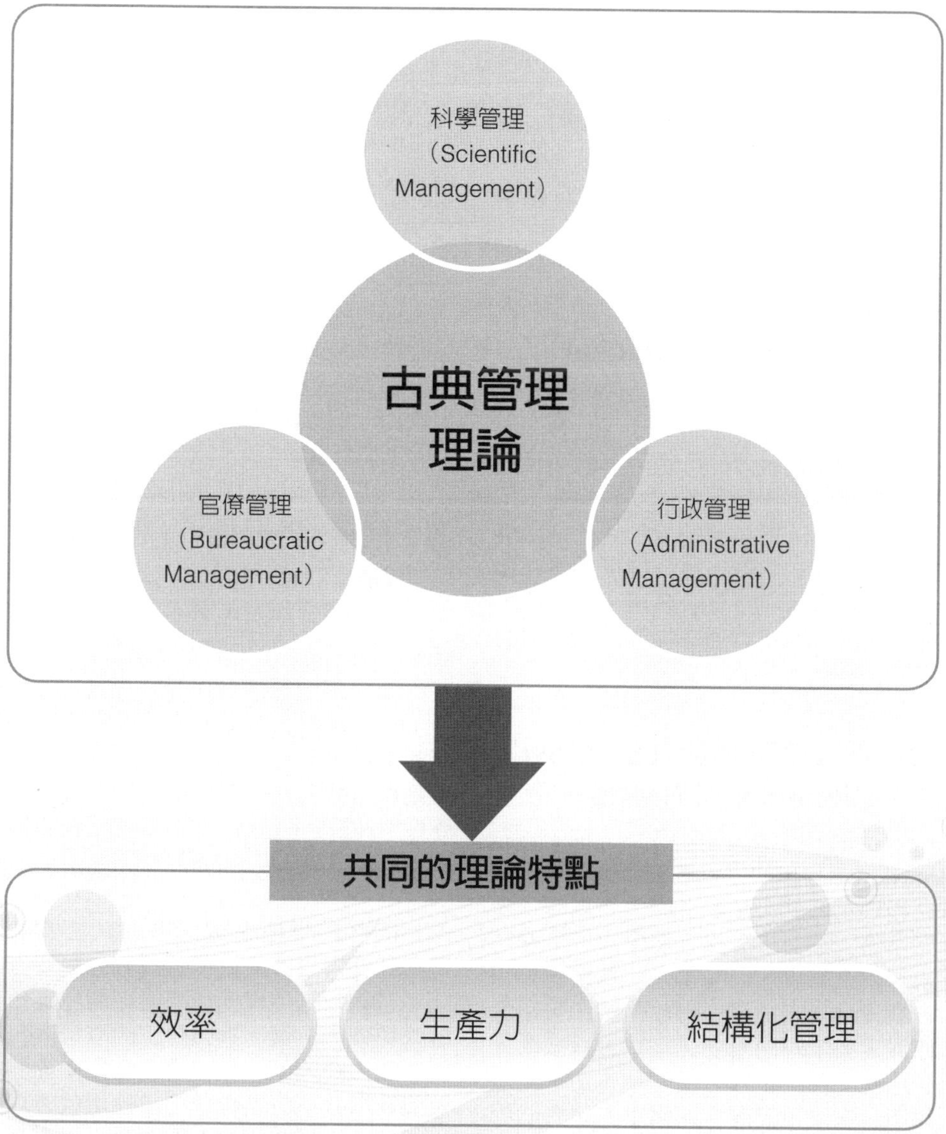

科學管理
（Scientific
Management）

官僚管理
（Bureaucratic
Management）

古典管理
理論

行政管理
（Administrative
Management）

共同的理論特點

效率

生產力

結構化管理

Unit 4-4
行為科學理論

行為科學理論在管理學上的貢獻，主要集中於理解和改善員工行為、動機和滿意度，從而提高組織效率和績效。這一理論學派將心理學、社會學和人類學等學科的研究成果引入管理學，強調人際關係和員工需求在管理中的重要性。

一、霍桑實驗 （Hawthorne Studies）

霍桑實驗由埃爾頓‧梅奧（Elton Mayo）主持，這項研究揭示了社會和心理因素對工作績效的影響。實驗結果表明，員工的工作表現不僅受到物理工作環境的影響，更重要的是受到社會環境和人際關係的影響。這一發現促使管理者重視團隊合作、員工參與和滿意度，強調人際互動和溝通在提高生產力中的作用。

二、需求層次理論（Maslow's Hierarchy of Needs）

亞伯拉罕‧馬斯洛（Abraham Maslow）提出的需求層次理論，為管理學提供了關於人類動機的重要見解。馬斯洛將人類需求分為五個層次：生理需求、安全需求、社交需求、尊重需求和自我實現需求。這一理論強調，管理者應滿足員工不同層次的需求，以激勵員工達到更高的績效。滿足基本需求後，員工會追求更高層次的需求，這有助於提升工作積極性和創造力。

三、雙因素理論 （Two-Factor Theory）

由弗雷德里克‧赫茲伯格（Frederick Herzberg）提出的雙因素理論，將工作中的因素分為保健因素和激勵因素。保健因素包括薪資、工作環境和公司政策等，這些因素的缺失會引起員工不滿，但其存在並不一定能提高滿意度。激勵因素則包括成就感、認可和工作本身的挑戰性，這些因素能夠真正激發員工的工作動力。這一理論幫助管理者了解如何創造一個既能防止不滿，又能激勵員工的工作環境。

四、理論X與理論Y（Theory X and Theory Y）

由道格拉斯‧麥格雷戈（Douglas McGregor）提出的理論X與理論Y，描繪了兩種不同的管理者假設。理論X假設員工天生懶惰，需要嚴格管理和控制；而理論Y則假設員工天生積極，能夠自我激勵和自我管理。麥格雷戈主張管理者應採用理論Y，創造一個支持和信任的環境，以充分發揮員工的潛力。

行為科學理論透過強調員工的心理和社會需求，改變了管理者的管理方式。這些理論促使管理者從僅關注工作流程和效率，轉向重視員工的滿意度、動機和人際關係，從而提高整體組織的效能和績效。行為科學理論為現代管理提供了更人性化和全面的視角，這在提升員工工作滿意度和組織績效方面產生至關重要的作用。

行為科學理論

霍桑實驗
（Hawthorne
Studies）

理論X與理論Y
（Theory X and
Theory Y）

行為科學
理論

需求層次理論
（Maslow's
Hierarchy of
Needs）

雙因素理論
（Two-Factor
Theory）

共同的理論特點

員工滿意度

員工動機

人際關係

Unit 4-5
現代管理理論

現代管理理論在管理學上的貢獻，主要體現在其對組織、環境和技術變遷的綜合理解上，這些理論包括系統理論、權變理論和資源依賴理論等，爲現代管理實踐提供了多元且靈活的視角。

一、系統理論（Systems Theory）

系統理論由路德維希·馮·貝塔朗菲（Ludwig von Bertalanffy）所提出，將組織視爲一個由多個相互依賴部分組成的整體系統。這一理論強調組織內部各部門和外部環境之間的相互影響。系統理論的主要貢獻在於促使管理者從整體視角理解組織運作，注重各部門間的協調和整合。這一方法有助於管理者識別和解決跨部門問題，提升組織的整體效率和適應能力。

二、權變理論（Contingency Theory）

權變理論主張沒有一種普遍適用的管理方法，管理策略應根據具體情況而定。該理論由約翰·伍德沃德（Joan Woodward）等人提出，強調環境、技術、組織規模和其他情境因素對管理決策的影響。權變理論的主要貢獻在於提醒管理者，應靈活應對各種環境變化，根據具體情境調整管理方法，以確保組織的有效運作。此理論使管理者能夠更加動態地應對不確定性，以及變動的市場條件。

三、資源依賴理論（Resource Dependence Theory）

由傑弗里·費弗（Jeffrey Pfeffer）和傑拉爾德·薩倫西克（Gerald Salancik）所提出的資源依賴理論，強調組織與外部環境間的相互依賴關係。該理論認爲，組織的行爲和結構受制於外部資源的可得性和控制。這一理論的主要貢獻在於促使管理者認識到，必須有效管理與供應商、顧客和其他外部利益相關者的關係，以確保資源的穩定供應和組織的長期生存。

現代管理理論強調動態和綜合的視角，這與傳統管理理論相比具有更大的適應性和靈活性。這些理論促使管理者從整體系統、環境適應和外部依賴等多方面考慮問題，使管理決策更加全面和具體。系統理論強調整體協調，權變理論強調情境適應，資源依賴理論強調外部互動，這些理論共同爲現代管理實踐提供豐富的工具和方法。

現代管理理論的貢獻在於它們促使管理者不再局限於單一的管理方法，而是根據具體情況靈活應變，從而更好地應對現代組織所面臨的複雜挑戰。這些理論的綜合應用有助於提升組織的適應能力、創新能力和整體效能。

現代管理理論

系統理論
（Systems Theory）

現代管理理論

資源依賴理論
（Resource
Dependence
Theory）

權變理論
（Contingency
Theory）

共同的理論特點

整體系統

環境適應

外部依賴

Unit 4-6
新興管理理論

新興管理理論在管理學上的貢獻，主要體現在其對現代社會和技術變遷的回應上，這些理論包括學習型組織、知識管理和敏捷管理等，為現代管理提供了創新且靈活的框架。

一、學習型組織（Learning Organization）

由彼得·聖吉（Peter Senge）提出的學習型組織理論強調，組織必須不斷學習和適應變化，以保持競爭力。聖吉提出五項學習紀律，包括自我超越、改善心智模式、建立共同願景、團隊學習和系統思考。這一理論促使管理者重視組織內部的學習文化，鼓勵員工不斷學習和創新。學習型組織理論的貢獻在於，幫助組織應對快速變化的市場環境，提升創新能力和整體競爭力。

二、知識管理（Knowledge Management）

知識管理理論強調知識在組織中的創造、共享和利用。該理論由伊庫智（Ikujiro Nonaka）和竹內弘高（Hirotaka Takeuchi）等人提出，強調隱性知識和顯性知識間的轉化。知識管理的主要貢獻，在於幫助組織識別並利用內部和外部的知識資源，提升決策品質和創新能力。透過有效的知識管理，組織可以更好地應對市場變化，保持競爭優勢。

三、敏捷管理（Agile Management）

敏捷管理起源於軟體開發領域，但其原則和方法已廣泛應用於各行各業。敏捷管理強調靈活性、快速迭代和客戶導向。敏捷方法如Scrum和Kanban，鼓勵團隊在短期內交付可操作的產品，並根據反饋迅速調整。敏捷管理的主要貢獻在於，它促使組織在動態環境中具備保持靈活和快速反應能力，提高產品品質和客戶滿意度。

新興管理理論強調適應性、創新性和知識的重要性，這些特點使它們在現代組織管理中具有重要意義。學習型組織理論推動組織不斷學習和成長，知識管理理論強調知識的價值和應用，敏捷管理理論則提升組織的反應速度和靈活性。這些理論共同為現代管理提供新的思路和方法，有助於組織在快速變化和高度競爭的環境中保持優勢。

新興管理理論的綜合應用，促使管理者從靜態管理轉向動態管理，強調不斷學習、創新和適應變化，這在提升組織績效、促進創新和應對不確定性方面產生關鍵作用。這些理論為現代管理實踐注入新的活力，幫助組織更好地迎接未來挑戰。

新興管理理論

學習型組織
（Learning
Organization）

新興管理
理論

敏捷管理
（Agile
Management）

知識管理
（Knowledge
Management）

共同的理論特點

不斷學習

創新

適應變化

Unit 4-7
管理學理論在各領域的運用

管理學理論在各個領域中都被廣泛的應用，協助組織和個人提高效率、增強競爭力和實現目標。以下是一些主要管理學理論及其在不同領域的運用：

一、科學管理理論

（一）製造業：透過時間和動作研究優化生產流程，增加生產效率。

（二）服務業：標準化服務流程，提升顧客服務品質。

二、行政管理理論

（一）公共部門：應用法約爾的管理職能（計畫、組織、指揮、協調、控制）來提高政府部門的運作效率。

（二）企業管理：構建有效的組織結構，確保各部門之間的協調和配合。

三、官僚管理理論

（一）政府機構：採層級結構和明確規則，以確保決策的穩定性和預測性。

（二）大型企業：設立標準化程序和規範，以管理複雜的組織運作。

四、行為科學理論

（一）人力資源管理：透過理解員工的需求和動機，設計激勵機制和員工發展計畫。

（二）組織行為學：分析和改進員工之間的互動和團隊合作，提升工作滿意度和生產力。

五、系統理論

（一）企業管理：將企業視為一個整體系統，強調各部門間的協同和資源的整合運用。

（二）環境管理：強調企業與外部環境的互動，制定可持續發展的戰略。

六、權變理論

（一）企業戰略：根據市場變化和競爭態勢，靈活調整企業策略和組織結構。

（二）項目管理：根據項目特點和外部環境調整管理方法，確保項目順利完成。

七、資源依賴理論

（一）供應鏈管理：管理與供應商和客戶的關係，確保資源的穩定供應和合作夥伴關係的良好發展。

（二）企業戰略：分析和管理外部資源依賴，制定應對策略以降低風險。

八、學習型組織

（一）創新管理：建立鼓勵創新和持續學習的文化，提升組織的創新能力和適應力。

（二）企業培訓：設計和持續實施培訓計畫，提升員工技能和知識水平。

九、知識管理

（一）資訊技術：建立知識管理系統，促進知識的創造、共享和應用。

（二）研發部門：管理研發知識和專利，提升創新效率和競爭力。

十、敏捷管理

（一）軟體開發：採用Scrum和Kanban等敏捷方法，提升開發效率和軟體品質。

（二）產品開發：透過快速迭代和客戶反饋，縮短產品開發周期，提升市場反應速度。

這些理論在不同領域的應用上，幫助組織更好地因應市場變化、提升營運效率和實現戰略目標。管理者可以根據具體情況靈活應用這些理論，以達到最佳管理效果。

管理學理論在各領域的運用

學派	理論	運用
古典管理理論	科學管理理論	製造業、服務業
	行政管理理論	公共部門、企業管理
	官僚管理理論	政府機構、大型企業
行為科學理論	行為科學理論	人力資源管理、組織行為學
現代管理理論	系統理論	企業管理、環境管理
	權變理論	企業戰略、項目管理
	資源依賴理論	供應鏈管理、企業戰略
新興管理理論	學習型組織	創新管理、企業培訓
	知識管理	資訊技術、研發部門
	敏捷管理	軟體開發、產品開發

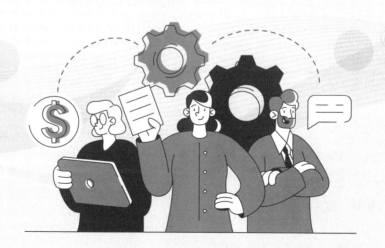

Unit 4-8
管理學在長期照顧經營管理的運用

圖解長期照顧經營與管理

在長期照顧經營管理中,管理學理論的運用有助於提高服務品質、營運效率和客戶滿意度。以下是一些主要管理學理論及其在長期照顧經營管理中的具體應用:

一、科學管理理論

(一)**流程優化**:透過時間和動作研究分析工作流程,確定最佳操作方法,提高照顧服務人員的工作效率。

(二)**標準化操作**:設立標準化護理程序,確保每個照顧服務人員都能提供一致且高品質的服務。

二、行政管理理論

(一)**計畫與組織**:制定長期照顧機構的戰略計畫和營運計畫,設計合理的組織結構,確保各部門協調運作。

(二)**控制與監督**:建立績效評估系統,監控照顧服務品質和營運績效,及時採取改進措施。

三、官僚管理理論

(一)**層級管理**:設立明確的組織層級和職責分工,確保各級管理者和照顧服務人員的責任和權限明確。

(二)**規範操作**:制定和執行標準化規則和程序,確保所有照顧活動符合相關法律法規和行業標準。

四、行為科學理論

(一)**員工激勵**:根據馬斯洛需求層次理論和赫茲伯格雙因素理論,設計有效的激勵機制,提高照顧服務人員的工作滿意度和積極性。

(二)**團隊合作**:促進照顧服務人員間的合作和溝通,建立良好的工作氛圍和團隊精神,提高護理品質。

五、系統理論

(一)**整體協調**:將長期照顧機構視為一個整體系統,強調各部門間的協同運作,如護理、醫療、復健、社工和後勤部門。

(二)**資源整合**:有效整合內部和外部資源,如醫療設備、照顧人力和社區資源,以提供全面的長期照顧服務。

六、權變理論

(一)**適應性管理**:根據長期照顧機構的規模、環境和客戶需求,靈活調整管理策略和組織結構,以應對不同的挑戰和變化。

(二)**情境領導**:根據具體情況,選擇適當的領導風格,如支持型、指導型或授權型,提升護理人員的工作效率和滿意度。

七、資源依賴理論

(一)**外部合作**:建立與醫療機構、政府部門和社區組織的合作關係,確保資源的穩定供應和協同運作。

(二)**風險管理**:評估和管理外部環境中的資源依賴風險,制定應對策略以降低風險。

八、學習型組織

(一)**持續學習**:建立持續學習和培訓機制,提升照顧服務人員的專業技能和知識水平,應對不斷變化的護理需求。

(二)**創新文化**:鼓勵員工提出創新想法和改善建議,推動長期照顧服務的持續改進和創新。

九、知識管理

(一)**知識共享**:建立知識管理系統,促進照顧服務人員之間的知識和經驗交流,提高護理品質和效率。

（二）**最佳實踐**：蒐集和分享長期照顧領域的最佳實踐和案例，提升整體服務水準。

十、敏捷管理

（一）**快速反應**：採用敏捷管理方法，快速響應照顧服務需求變化，靈活調整服務和流程，提升客戶滿意度。

（二）**短期迭代**：透過短期計畫和定期反饋，不斷改進長期照顧服務品質和營運效率。

這些理論在長期照顧經營管理中的應用，幫助機構更好地應對複雜的護理需求和動態環境，提升服務品質和營運效率，實現可持續發展。

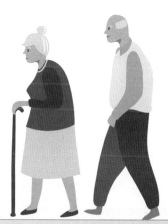

管理學理論在長期照顧經營管理的運用

體系	學派	運用
古典管理理論	科學管理理論	流程優化、標準化操作
	行政管理理論	計畫與組織、監督與控制
	官僚管理理論	層級管理、規範操作
行為科學理論	行為科學理論	員工激勵、團隊合作
現代管理理論	系統理論	整體協調、資源整合
	權變理論	適應性管理、情境領導
	資源依賴理論	外部合作、風險管理
新興管理理論	學習型組織	持續學習、創新文化
	知識管理	知識共享、最佳實踐
	敏捷管理	快速反應、短期迭代

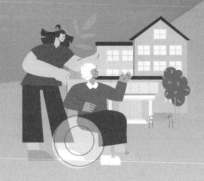

第 **5** 章

管理的職能

章節體系架構 ▼

Unit 5-1
管理的基本職能概念

一、計畫（Planning）

計畫是管理過程的起點，涉及設定目標和制定達成目標的路徑。這一過程包括對內外部環境的分析，以確保目標具有現實性和可行性。計畫的第一步是確定組織的長期和短期目標，這些目標需要具體、可衡量、可實現、相關和有時間限制（SMART原則）。接下來，管理者需要制定策略和戰略來實現這些目標，這包括資源配置、時間安排和步驟計畫。在長期照顧中，計畫需要考慮受照顧者的需求、資源可用性、法律法規及市場動態。風險管理也是計畫的重要部分，管理者必須識別潛在的風險並制定應變方案。有效的計畫可以提高組織的可預見性和靈活性，確保在動態環境中保持競爭力和應變能力。

二、組織（Organizing）

組織是將計畫付諸實施的關鍵步驟，涉及資源配置和結構設計。這一過程包括確定所需的資源（人力、財力、物力等），並以最優的方式進行分配。組織結構的設計需要考慮到工作任務的分工、職責的明確劃分，以及權力的合理分配。組織中的協作和溝通機制也是重點，透過建立有效的內部溝通管道，可以確保訊息的暢通和決策的迅速執行。在長期照顧中，組織需要確保不同專業之間的緊密協作，以提供綜合性的服務。此外，設計合理的工作流程和標準操作程序（SOP），有助於提高服務的一致性和效率。有效的組織管理能夠最大化資源的利用率，提升整體營運效率和服務品質。

三、領導（Leading）

領導是管理職能中最具動態和人性化的一環，涉及激勵、指導和協調團隊成員以達成組織目標。領導者需要具備多樣的能力，包括溝通技巧、決策能力、情商，以及激勵員工的能力。有效的領導可以創造一個積極向上的工作環境，提高員工的滿意度和生產力。領導者應該能夠理解員工的需求和動機，並透過適當的激勵措施，如獎勵、晉升和培訓，來激發他們的潛力。在長期照顧中，領導者需要特別注意團隊成員的心理和職業壓力，提供支持和指導，確保團隊能夠以最佳狀態工作。團隊合作和跨專業協作是成功的關鍵，領導者需要促進團隊成員之間的合作，確保服務的協調性和綜合性。

四、控制（Controlling）

控制是確保計畫得以有效實施的重要環節，涉及監控、評估和調整。這一過程包括設立標準和指標，透過定期的檢查和評估來監控實際績效與預期目標之間的差距。管理者需要分析數據和訊息，識別問題並採取糾正措施。控制過程還包括財務監控，確保資金的有效使用和財務狀況的健康。在長期照顧中，品質控制尤為重要，需要建立品質管理體系，透過持續的監測和評估來提高服務品質和受照顧者的滿意度。有效的控制還包括對風險的管理，透過早期識別和應對風險，保證組織的穩定運行。總之，控制是確保計畫得以實現、資源得到有效利用，並持續改善的關鍵。

管理的基本職能概念

- ·設定組織目標。
- ·制定達成目標的策略和計畫。
- ·預測未來的情況,並準備應對方案。

計畫

組織

- ·確定所需的資源和活動。
- ·設計組織結構,分配職責和權限。
- ·協調與整合不同部門和資源。

控制

領導

- ·監控和評估績效。
- ·識別偏差並採取糾正措施。
- ·確保組織資源的有效利用和目標的實現。

- ·激勵和指導員工實現組織目標。
- ·建立有效的溝通管道。
- ·發展團隊精神和員工參與。

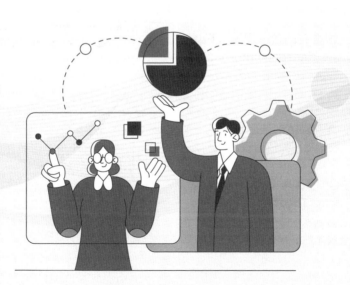

Unit 5-2
管理職能的相關理論觀點

一、亨利・法約爾的管理職能理論（Henri Fayol's Administrative Theory）

（一）計畫（Planning）：設立目標和行動計畫。

（二）組織（Organizing）：安排資源和工作結構。

（三）指揮（Commanding）：指導和監督員工。

（四）協調（Coordinating）：整合活動和資源。

（五）控制（Controlling）：監控績效和實現目標。

二、路德維希・馮・貝塔朗菲的系統理論（Ludwig von Bertalanffy's General Systems Theory）

（一）認為組織是一個開放的系統，需與環境互動。

（二）管理職能包括計畫、組織、領導和控制，這些職能需要協調以達成組織目標。

三、彼得・德魯克的管理理論（Peter Drucker's Management Theory）

（一）強調目標管理（Management by Objectives, MBO），設定明確的目標和績效標準。

（二）管理職能包括制定目標、組織資源、激勵員工和評估績效。

四、赫茲伯格的雙因素理論（Herzberg's Two-Factor Theory）

（一）將管理職能與員工的激勵相結合，認為滿意和不滿意的因素不同。

（二）管理者需要在激勵因素（成就、認可、工作本身）和保健因素（薪資、工作條件）之間取得平衡。

五、韋伯的官僚理論（Max Weber's Bureaucratic Theory）

（一）提倡明確的層級結構和規則制度。

（二）管理職能包括制定和執行規章制度，確保組織運作的合法性和穩定性。

六、孔茲和奎因的管理技能模型（Katz and Kahn's Management Skills Model）

（一）認為管理者需要技術技能、人際技能和概念技能。

（二）不同層級的管理者需要不同比例的技能，基層管理者需要更多技術技能，高層管理者需要更多概念技能。

七、明茲伯格（Mintzberg）的管理角色理論（Mintzberg's Managerial Roles Theory）

（一）確定了十個管理角色，分別為：首腦、領導者、聯絡者、監聽者、傳播者、發言人、企業家、故障排除者、資源分配者和談判者。

（二）這些角色反映了管理者在實踐中如何運用管理職能。

管理職能的相關理論觀點

學者	管理職能相關理論
亨利·法約爾	管理職能理論
路德維希·馮·貝塔朗菲	系統理論
彼得·德魯克	管理理論
赫茲伯格	雙因素理論
韋伯	官僚理論
孔茲和奎因	管理技能模型
明茲伯格	管理角色理論

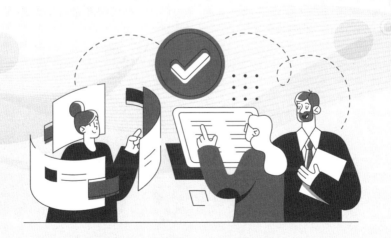

Unit 5-3
長期照顧的管理職能運用

一、計畫（Planning）

（一）需求評估：進行社區和個人需求評估，確定長期照顧服務的需求。

（二）目標設定：制定短期和長期目標，例如：提高服務品質、擴展服務範圍。

（三）資源規劃：規劃財務、人力和物質資源的使用，以確保能夠滿足需求。

（四）風險管理：制定應變計畫和風險管理策略，確保服務的連續性和安全性。

二、組織（Organizing）

（一）結構設計：設計有效的組織結構，明確各部門與職位的職責和權限。

（二）工作流程：制定標準操作流程（SOP），確保服務提供的標準化和一致性。

（三）資源分配：合理分配人力資源和物質資源，確保各項服務能夠順利進行。

（四）協同合作：促進各部門間的合作，確保資源和訊息的共享。

三、領導（Leading）

（一）激勵員工：透過激勵措施（如獎勵、表彰、晉升機會）提高員工的積極性和工作滿意度。

（二）員工培訓：提供持續的專業培訓和發展機會，提升員工的專業技能和服務能力。

（三）溝通管道：建立有效的溝通管道，確保上下級間的訊息流通。

（四）文化建設：塑造以關愛和服務為核心的組織文化，提高整體服務品質。

四、控制（Controlling）

（一）績效監控：透過定期的績效評估和審計，監控和評價各項服務效果。

（二）品質管理：建立品質管理體系，透過品質標準和指標來衡量和改進服務。

（三）財務控制：嚴格監控財務狀況，確保資金的有效使用和財務健康。

（四）客戶反饋：蒐集和分析客戶反饋，及時解決問題並改進服務。

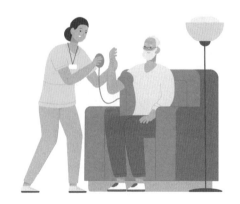

社區居家長期照顧機構的管理職能運用範例

管理職能	社區長照機構的運用
計畫	進行社區需求評估，制定服務目標和計畫，確定資源需求和分配。
組織	設計服務提供的流程和標準，安排照顧人員和資源，協調各方合作。
領導	激勵和培訓居家照顧人員，建立有效的溝通管道，提升服務文化。
控制	監控和評估服務效果，管理財務和資源，蒐集和分析客戶反饋。

管理職能概念

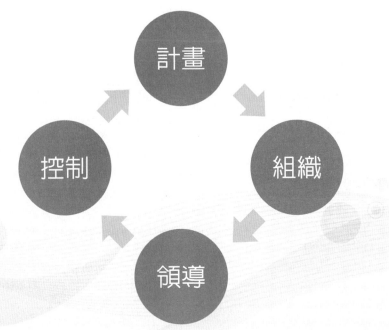

Unit 5-4
長期照顧運用管理職能的重要性

　　管理職能在長期照顧經營與管理中的重要性體現在多個方面，這些職能有助於確保服務品質、提高營運效率、增強組織的可持續性和滿足受照顧者的需求。以下是一些關鍵點：

一、提高服務品質

　　（一）**計畫**：透過詳細的需求評估和計畫制定，可以確保服務的針對性和有效性，滿足不同受照顧者的特殊需求。

　　（二）**控制**：透過績效監控和品質管理，確保提供的長期照顧服務符合標準，持續改善服務品質。

二、增強營運效率

　　（一）**組織**：透過合理的資源分配和工作流程設計，可以提高服務的營運效率，減少浪費和重複勞動。

　　（二）**領導**：有效的領導和激勵措施可以提高員工的工作效率和士氣，促進團隊合作。

三、確保財務健康

　　（一）**計畫**：透過詳細的財務計畫和預算控制，可確保資金的合理使用和長期照顧服務的可持續營運。

　　（二）**控制**：透過財務監控和審計，防止財務風險和浪費，保持組織財務穩定。

四、滿足受照顧者需求

　　（一）**計畫**：透過深入的需求評估和個性化的服務計畫，確保受照顧者獲得合適的照顧和支持。

　　（二）**領導**：建立以受照顧者為中心的服務文化，確保每位受照顧者都能感受到關愛和尊重。

五、應對變化和挑戰

　　（一）**計畫**：透過預測和風險管理，準備應對未來的挑戰和不確定性，確保服務的穩定性。

　　（二）**控制**：建立靈活的監控機制，即時發現和解決問題，適應外部環境的變化。

六、促進組織發展

　　（一）**組織**：合理的組織結構和工作流程設計，促進組織的長期發展和創新。

　　（二）**領導**：培養和發展人才，建立有競爭力的團隊，推動組織成長和進步。

七、強化社會影響

　　（一）**計畫**：透過長期照顧服務的設計和實施，改善社區的整體健康水準和福祉。

　　（二）**組織和控制**：透過協同合作和有效的管理，提升長期照顧服務的社會價值和影響力。

長期照顧運用管理職能的重要性

精確規劃	高效組織	優質領導	嚴密控制
根據市場需求，制定合理的服務方案、預算和資源的配置計畫。	建立清晰的組織架構和工作流程，提高服務提供的效率和效果。	透過激勵和培訓，提高員工的專業素質和服務意識。	透過持續的監控和改進，確保服務品質和財務穩定。

有效運用管理職能長照服務機構

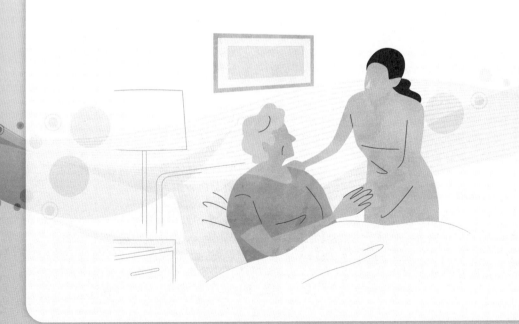

Unit **5-5**
長照機構的跨專業團隊管理職能運用

跨專業團隊在長期照顧的管理職能上有顯著的影響與應用，這些團隊由來自不同專業背景的成員組成，包括醫護人員、社工師、照顧服務員、物理治療師、職能治療師、營養師、心理師等，他們的協作可以提升長期照顧服務的全面性和品質。以下是跨專業團隊在管理職能上的影響與運用：

一、計畫

（一）**多元化的需求評估**：跨專業團隊可以提供更全面的需求評估，涵蓋醫療、心理、社會和生活各個方面，確保制定的計畫更加全面和精準。

（二）**整合性的服務計畫**：利用各專業的專長，制定整合性的服務計畫，針對不同需求制定個性化的照顧方案，提升服務的有效性。

二、組織

（一）**資源協同與整合**：跨專業團隊可以更有效地協同和整合不同專業的資源，避免資源浪費和重複勞動，提高資源利用率。

（二）**分工明確，協同作業**：清晰的分工與協作機制，可以確保每個專業人員在其專長領域發揮最大作用，同時透過協作提升整體服務效果。

三、領導

（一）**多元化的領導風格**：跨專業團隊的領導者需要具備多元化的領導風格，能夠理解和尊重不同專業的觀點，並有效地協調團隊合作。

（二）**專業發展與激勵**：提供針對不同專業的培訓和發展機會，激勵各專業人員持續提升專業能力和工作滿意度。

四、控制

（一）**多元角度的績效監控**：跨專業團隊可以從多個角度對服務品質進行監控，確保服務在各個方面都達到高標準。

（二）**問題及時發現與解決**：不同專業的協作有助於及時發現問題，並透過跨專業的討論和協作，快速制定並實施解決方案。

跨專業團隊於長照議題管理職能運用上，遇到若干優勢與挑戰，分別為：

一、優勢

（一）**綜合性和全面性**：跨專業團隊能提供更全面和綜合的服務，滿足被照顧者的多方面需求。

（二）**提升服務品質**：跨專業的協作能提升服務品質和效果，提供更加個性化和針對性的照顧。

二、挑戰

（一）**協調困難**：不同專業間存在溝通和協調的困難，需有效領導和管理。

（二）**文化差異**：不同專業有各自的文化和工作習慣，需時間和努力來建立互信和合作關係。

跨專業團隊在長期照顧的管理職能上具有重要的影響與運用，可顯著提升服務品質和效率，但也需克服協作和管理上的挑戰，才能充分發揮其優勢

跨專業團隊的管理職能運用案例一：慢性病管理

管理職能	社區長照機構的運用
計畫	跨專業團隊包括醫生、營養師和社工師，共同評估被照顧者的醫療、營養和社會需求，制定個性化的管理計畫。
組織	協調各專業資源，確保患者獲得全面的照顧和支持。
領導	團隊領導者需要協調各專業的工作，激勵團隊成員共同努力達成目標。
控制	多角度監控患者的健康狀況，及時調整治療和照顧計畫。

跨專業團隊的管理職能運用案例二：失智症照顧

管理職能	社區長照機構的運用
計畫	由醫生、心理師、護理師、社工師和職能治療師組成的跨專業團隊，共同評估失智症患者的健康狀況和需求，制定綜合性的照顧計畫。
組織	設計多專業協作的工作流程，確保每個專業都能有效發揮作用。
領導	領導者需具備協調和激勵不同專業人員的能力，促進團隊協作。
控制	透過定期會議和績效評估，監控照顧計畫的實施效果，並根據需要進行調整。

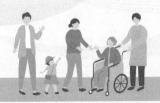

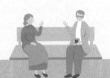

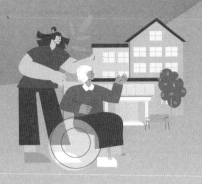

第 **6** 章

長期照顧的經營管理議題

Unit **6-1**
照顧管理

照顧管理（Care Management）是當代長期照顧服務中最重要的概念之一，主要是將個案管理（Case Management）的方法，運用在「長照服務輸送體系的設計（Delivery System Design）」中，主要的目的是希望提供即時、整合且有效率的服務內容。

照顧管理源自於美國的個案管理概念，為因應功能不佳的服務體系，在1970年引進英國後，為避免此一名詞被誤解為「服務使用者是要被管理的個案」，開始使用「照顧管理」的名詞。英國衛生部在1991年，將照顧管理定位為「裁減服務以適合使用者所需的過程」，因此，照顧管理需要符合幾項原則：

（一）**訊息透明公開**：讓大眾知道服務及如何使用。

（二）**決定評估層級**：區辨個案適合使用的級別。

（三）**進行需求評估**：與被照顧者及照顧者進行需求評估。

（四）**擬訂照顧計畫**：針對個案的級別，擬訂符合需求的服務計畫。

（五）**執行照顧計畫**：針對擬訂之照顧計畫，媒合資源提供服務。

（六）**監測與評值**：確保服務計畫的品質與持續性。

（七）**定期檢視**：定期檢視服務使用者成效，並針對需求進行服務計畫調整。

臺灣在2000年後，將照顧管理的概念廣泛的運用在健康照顧的領域中，個案管理師的角色在健康照顧領域中開始出現。2005年更因為健保局推動診療品質認證，各大醫院紛紛成立個案管理師，以協助診療品質業務之推動。長期照顧因為涉及服務的提供與輸送，也讓個案管理的概念在長照服務中被加以運用。2007年長照1.0政策推動後，各縣市設置長期照顧管理中心，就是在照顧管理的概念下運作，並由中央統一辦理照顧管理人員教育訓練計畫，以培訓長照領域的照顧管理人員。

長期照顧的照顧管理與一般急性醫療有所差異，主要的差異在於：

（一）長期照顧須管理的時間較急性醫療長，且涵蓋的服務內容與層級有不同的複雜性與變化性。

（二）長期照顧個案管理的對象包含功能障礙者及其家庭使用者，需同時評估功能障礙者的需求，以及其家庭的照顧意願、能力與困境。

（三）長期照顧的管理對象主要為老人及身心障礙者，所需要的服務資源較為多元、複雜、跨專業，連結各項資源成為長期照顧管理的重點。

長期照顧的照顧管理在超過10年的發展下，已逐漸成熟，並成為我國長期照顧服務的主要服務模式。長照的照顧管理中，主要有幾個核心概念與流程，分別為：個案需求級別評定、個案及其照顧者需求評估、擬訂照顧計畫、執行照顧計畫、追蹤與品質監控等幾個重要程序。在長照2.0的政策推動後，照顧管理也分為不同的單位來提供服務，個案需求級別評定主要由各縣市長照管理中心負責，而其他部分則是由各縣市的A單位來協助進行。

長期照顧的照顧管理流程

個案提出申請

長照管理中心照管專員進行訪視及評估

核定個案照顧級別、額度，擬訂照顧計畫（建議版本）

A單位確認照顧計畫、安排照顧服務

連結資源引進照顧服務

A單位定期追蹤

照管中心追蹤個案狀況，監控A單位管理品質

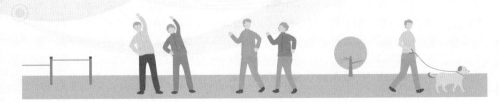

Unit 6-2
人力資源管理

　　人力資源管理是每一個組織都需面臨的重要課題之一，透過人力資源管理的過程，讓促進組織的人力資源規劃，以及工作人員有較高的工作績效表現，通常人力資源管理包含任用、薪資與福利、訓練與發展、員工關係等幾個面向。而長期照顧的領域中，因為涉及到跨專業團隊的組成，通常有護理師、照顧服務員、社會工作師、物理治療師、職能治療師、藥師、營養師等幾種專業，其中又以護理師、照顧服務員、社會工作師三種專業是長照領域中各項服務類型最常見的人力資源。

　　因為《長期照顧服務法》及各項長照機構的設置標準中，都已明確規範各類型的長照服務所需要的專業人力種類與數量，這也讓長照機構在設置，或是各項長照服務方案提供時，因為需要符合政府相關法令之規範，讓長照機構必須聘請符合規範數量的專業人力，這些機構組織才能夠提供相對應的服務內容。而機構為控制人力成本，在多數的服務中，僅有照顧服務員、護理師、社工師為專任居多，其餘像是物理治療師、職能治療師、藥師、營養師則會採用特約的兼任服務模式。

　　衛福部在2012年起，為有效確保長照服務人員的服務品質與人員素質，規劃長照專業人力培訓課程，並將課程分為Level 1至Level 3。Level 1為長照基本知能共同課程、Level 2為專業照顧能力課程、Level 3為跨專業整合性課程。同時，衛福部也於2013年起，將各縣市長期照顧管理中心的照管專員訓練，同樣分為前述三類等級。各個長照機構內從事長照專業服務的人員，都需要接受前述的長照專業人力培訓課程，這也讓許多長照服務組織，在人員的教育訓練上有所遵循，可藉由政府所規範的相關課程，來提升組織內專業服務人力的品質。

　　在員工關係部分，因為長照團隊涉及許多專業共同組成，每個專業的養成訓練背景不同，如何經營團隊也成為長照組織所需面臨的挑戰。而過去在健康照顧領域中，面對跨專業團隊間的合作與溝通，都會透過「個案研討」的方式，於團隊內部定期舉行個案研討會議，透過個案管理的研討過程，讓組織內部不同專業間能夠相互了解其各自專業，面對個案的問題時能夠有怎樣的服務策略，藉此讓團隊內的不同專業，能夠相互溝通整合，形成良好的溝通合作關係。

　　面對快速成長的高齡人口，政府透過更多元的服務及建立給付制度，來提升與建立更多的照顧服務資源，而照顧服務資源也仰賴專業服務人力的投入，各個長照組織如何培養、留任自己組織的專業服務人力，並建立好的福利制度，也成為長照服務資源能否順利成長，以及資源服務品質能否提升的重要關鍵。加上長照服務設計跨專業團隊間的合作與溝通協調，如何建立良好的組織文化，以及組織內部團隊專業間相互合作的良好關係，也是長照組織經營管理的重要課題之一。

長期照顧的人力資源管理

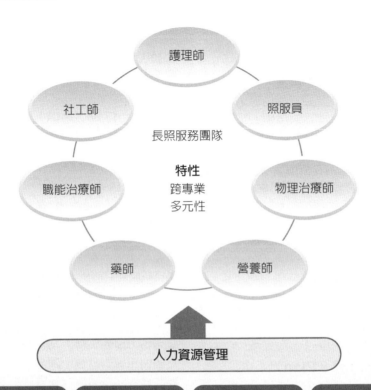

護理師

社工師

照服員

長照服務團隊

特性
跨專業
多元性

職能治療師

物理治療師

藥師

營養師

人力資源管理

任用	薪資福利	教育訓練	員工關係
依據各項法規、服務方案之規定，聘任各項專業人力。	依據各項方案，給予最低薪資福利保障。	依據衛福部長照專業人力培訓課程，進行三階段訓練。	透過個案研討建立跨專業間的溝通合作管道。

Unit 6-3
品質管理

現行我國運用在長期照顧品質管理上的主要工具為「PDCA」，並從機構式服務的品質管理，逐漸擴展延伸到社區式的服務品質管理，透過PDCA工具，針對六大指標：約束、跌倒、壓瘡、營養（體重）、再住院率與感染等，進行品質管理的實踐。此六大指標主要是2001年，財團法人醫院評鑑暨醫療品質策進會（Taiwan Joint Commission on Hospital Accreditation）於臺灣醫療品質指標計畫中所提出。護理學界再運用PDCA的品質管理方法，結合前述六大指標，發展出長期照顧的品質管理方法。

PDCA主要是由美國著名的管理學家戴明（William Edwards Deming）所提出，主要由四個概念所構成：P－計畫（Plan）、D－執行（Do）、C－檢查（Check）、A－行動（Act），各個概念分別敘述如下：

一、P－計畫（Plan）

執行前有周延的規劃，並將各項行動制定出標準作業程序、負責單位，以及檢驗方式等。

二、D－執行（Do）

根據先前制定的規劃，準確地執行各項工作。

三、C－檢查（Check）

在執行過程必須隨時檢查達成率，若發現計畫與執行產生落差時，需要隨時提出改善辦法。

四、A－行動（Act）

針對第三個檢查步驟所提及的改善辦法，重新修正做法，正確執行矯正措施。

PDCA是一個持續循環的動態過程，只要持續執行這個循環，每一個組織都能夠從錯誤中學習，持續在行動中發現錯誤並學習成長，透過這個過程，能夠讓組織體驗到前所未見的巨大效益。

PDCA運用在長照六大指標中，主要是透過此品質管理方法，分別於約束、跌倒、壓瘡、營養（體重）、再住院率與感染等面向，建立品質管理計畫，建立各個組織對於被照顧者六大指標的照顧計畫，以預防被照顧者因為各項因素而導致照顧品質下降。

另外，在長期照顧品質管理的實際工具運用上，則還有全面品質管理（Total Quality Management, TQM）、ISO品質管制系統的ISO 9002等工具。但近年在討論長照個案品質管理時，則是以護理學界運用PDCA於六大指標中較為常見。

長期照顧的品質管理

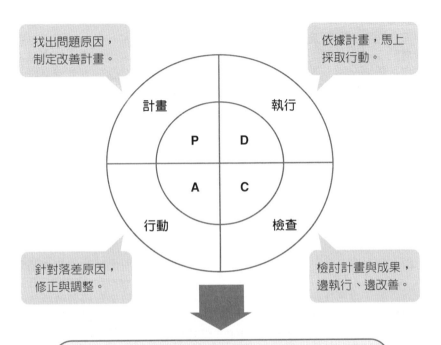

找出問題原因，
制定改善計畫。

依據計畫，馬上
採取行動。

計畫　　　執行

P　D

A　C

行動　　　檢查

針對落差原因，
修正與調整。

檢討計畫與成果，
邊執行、邊改善。

運用於長期照顧的六大指標
約束、跌倒、壓瘡、營養（體重）、再住院率與感染

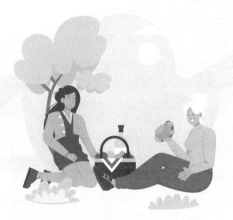

Unit **6-4**
資訊系統管理

　　長期照顧服務因為擁有多元化、個別化、跨專業的服務特性，讓長期照顧必須要整合與監控多項數據指標，方能提升整體照顧服務品質。對於從事長照服務的單位組織來說，內外部的資訊系統化都是刻不容緩的事情。在進入資訊化社會後，如何透過資訊系統的整合運用，來提升整體提供服務的效率，此為長期照顧未來發展的重要課題。

　　以政府部門的長期照顧服務資訊系統來說，因為服務分屬社政與衛政兩項專業，且在長照1.0時代，社政與衛政兩單位就分別針對其各自的專業服務，發展出不同的服務資訊系統，如：社政的「照顧服務管理資訊平臺」、「長期照護資訊網」、「照顧服務人力資料庫」；衛政的「醫事管理系統」、「護理之家個案管理」等系統，單單就長照2.0政策所揭示的，要發展一套長期照顧的「整合與發展資訊系統」是一項很大的挑戰，必須整合過去至少五個資訊系統，統一進入單一一個系統確實不是一件容易的事情。

　　回到長照組織內部，除了有政府長照給付的各項系統需要應付外，針對組織內部提供服務時，則是需要兼顧組織內部的服務品質與效率。在資訊系統的管理上，需要包含個案管理系統、行政管理系統、護理專業管理系統、共同專業管理系統等面向，而各項系統因為牽涉政府長照給付問題，所以組織內部的各項系統，要如何與政府的各項申請給付系統相銜接，都成為各個長照組織近年來面臨的重要課題。

　　因此，面對長照服務的複雜與多元性，需要借鏡過去企業在工廠管理的ERP系統（企業資源規劃系統），將長照複雜的服務內容與內部管理的各個面向，都能夠整合進入單一一套ERP系統中，並將系統內的資料與政府各項申請給付的系統進行銜接，藉以協助長照組織提升整體行政效率，降低專業人力需要花費大量時間在行政核銷與管理的事務上，達到資訊系統運用於長期照顧領域上的效能與優勢。

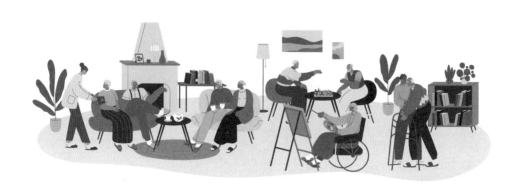

長期照顧的資訊管理系統

社政資訊系統
照顧服務管理資訊平臺
長期照護資訊網
照顧服務人力資料庫

衛政資訊系統
醫事管理系統
護理之家個案管理

長期照顧整合與發展資訊系統

內外部系統銜接

長照服務組織

內部資訊管理系統

| 個案管理系統 | 行政管理系統 | 護理專業管理系統 | 共同專業管理系統 |

Unit **6-5**
財務管理機制

　　長期照顧機構在2018年正式立法核准社團法人成立長照機構後，長照機構的相關財務管理機制，就需要受到政府法令的規範與限制，其中最重要的部分就是財務管理的部分。因為法人化後的長照機構，相對於自然人設立方式，較強調公共管理，透過資訊透明、程序完備，進行被照顧者的權益保障。衛福部於2019年正式訂定「長期照顧服務機構法人財務報告編製準則」，作為《長期照顧服務機構法人條例》的補充規範，主要用於規範長照機構法人的財務狀況。

　　長照機構法人需要依據前述衛福部的法令，建立機構的會計制度，且會計制度需要包含：總說明、帳簿組織系統圖、會計項目、會計憑證、會計帳簿、財務報表、會計事務處理程序、財務及出納作業程序等項目，且需要製作財務報告，報告內容需含括：財務報表（資產負債表、綜合損益表、淨值變動表、現金流動表、附註或附表）、重要會計項目明細表、其他有助於使用者決策之揭露事項及說明等內容。

　　衛福部明確規範了各項財務報表所需呈現之內容，財務報表所需揭露之項目，包含：

1. 組織沿革及業務範圍。
2. 聲明依本條例、本準則、相關法令及一般公認會計原則編製。
3. 衡量基礎及其他重大會計政策。
4. 會計政策變更之理由及影響。
5. 受法令、契約或其他約束限制者，應註明其限制、時效及有關事項。
6. 資產與負債區分流動、非流動之分類標準。
7. 重大或有負債及未認列之合約承諾。
8. 結餘分配所受之限制。
9. 淨值之變動及重大事項。
10. 對其他事業之主要投資。
11. 與關係人之重大交易事項。
12. 重大災害之損失。
13. 捐贈之對象、目的、金額、必要性與當年捐贈累計額度達中央主管機關公告之一定數額或比率，以及報經核准之文號。
14. 長照機構財團法人提撥辦理研究發展、長照宣導教育、社會福利、員工薪資待遇及人才培訓之金額與支用情形；長照機構社團法人提撥辦理研究發展、人才培訓、長照宣導教育及社會福利之金額與支用情形。
15. 重大之期後事項。
16. 重要訴訟案件之進行或終結。
17. 設立機構之財務資訊。
18. 重要組織之調整及管理制度之重大改革。
19. 政府法令變更所生之重大影響。
20. 其他為避免誤解或有助於財務報表之允當表達所必要說明之事項。

長期照顧的財務管理

財務管理機制

會計制度項目

總說明
帳簿組織系統圖
會計項目
會計憑證
會計帳簿
財務報表
會計事務處理程序
財務及出納作業程序

財務報告內容

財務報表（資產負債表、綜合損益表、淨值變動表、現金流動表、附註或附表）
重要會計項目明細表
其他有助於使用者決策之揭露事項及說明

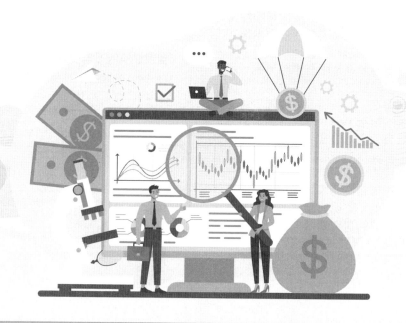

Unit **6-6**
資源網絡管理

　　長期照顧的服務計畫擬訂過程中，除了政府的正式資源外，有時可能會涉及到非正式資源的使用，藉以完善個案的照顧計畫。對於專業團隊來說，如何做好服務資源管理與運用，就成為照顧管理過程中，所需要優先準備的重點項目。同時，專業團隊不僅要對於政府的正式資源有充分了解，也要對在地的非正式資源能夠有所掌握，如此才能夠連結在地資源，發展最適個案照顧計畫。

　　資源不僅是有形資源，無形資源也是資源的一種，只要是社會上一切可資運用，並且有助於完成社會服務目標的一切力量，都可以被專業團隊視為可用的資源。因此，可以簡約地將資源區分為有形資源和無形資源兩種，前者包含人力、物力與財力；後者是一種知識力量，先由觀念到認知，再由認知到行動，然後產生意識的動力，其中融合信仰的追求、成員的共識、社團的號召和政府的獎勵等，最後形成一種犧牲奉獻的行動，願為服務人群而效力，像志工就是一種無形資源的力量。

　　資源對於專業服務團隊來說，就是一種網絡的概念，因此常會以「資源網絡」來稱之。把各種社會資源，透過各種關係的銜接，一組一組的關聯起來，並且具有社會連帶關係，使行動者間直接或間接關聯在一起，在個人間或組織間所形成的一系列網狀的關係聯繫。所以資源不僅是協助專業服務團隊解決個案的問題外，資源與團隊及資源相互間是一種有機的連帶關係，相互串聯在一起，形成每個區域特有的在地資源網絡，能夠用來解決在地個案的服務需求。

　　資源網絡的開發、運用與管理，牽涉到若干面向的議題：

一、資源網絡的開發

1. 問題或需求進行評估。
2. 檢視或盤點相關資源。
3. 組織資源的積蓄。
4. 依迫切性設定優先次序。
5. 適時做必要的開發與補充。

二、資源網絡的建構

1. 由主導單位設置資源網絡。
2. 從部門的內部整合到外部整合。
3. 網絡資源的盤點與穩定性的確立。
4. 網絡建構之願景與目的之釐清。
5. 網絡成員間夥伴關係的營造。

三、資源網絡的維繫

1. 網絡成員是參與者（主角）而非搭配者（配角）。
2. 網絡成員間非正式關係的重要性並不亞於正式關係。
3. 增進網絡合作實質績效的可見度。
4. 不斷檢視網絡目標的達成度。

四、資源網絡的運用關鍵

1. 互相關心為基礎。
2. 接納彼此意見為基石。
3. 以平等心對待為基礎。
4. 以成果分享為基礎。

五、資源網絡的運用準則

1. 在地化。
2. 個別化。
3. 具體化。
4. 人性化。
5. 普及化。
6. 資訊化。
7. 持續化。

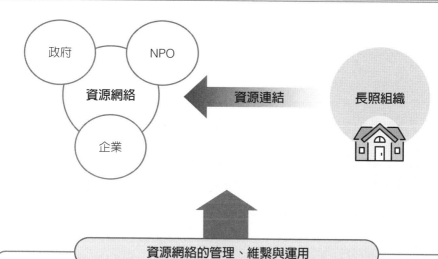

資源網絡管理

政府　NPO　企業
資源網絡

資源連結 ←

長照組織

資源網絡的管理、維繫與運用

資源網絡的開發

- ·問題或需求進行評估
- ·檢視或盤點相關資源
- ·組織資源的積蓄
- ·依迫切性設定優先次序
- ·適時做必要的開發與補充

資源網絡的建構

- ·由主導單位設置資源網絡
- ·從部門的內部整合到外部整合
- ·網絡資源的盤點與穩定性的確立
- ·網絡建構之願景與目的之釐清
- ·網絡成員間之夥伴關係的營造

資源網絡的維繫

- ·網絡成員是參與者（主角）而非搭配者（配角）
- ·網絡成員間非正式關係的重要性並不亞於正式關係
- ·增進網絡合作實質績效的可見度
- ·不斷檢視網絡目標的達成度

資源網絡的運用準則

在地化
個別化
具體化
人性化
普及化
資訊化
持續化

資源網絡的運用關鍵

- ·互相關心為基礎
- ·接納彼此的意見為基石
- ·以平等心對待為基礎
- ·以成果分享為基礎

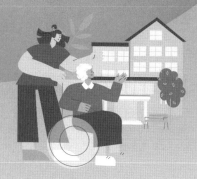

第 **7** 章

長期照顧的人力資源管理

章節體系架構 ▼

Unit **7-1**
人力資源管理的基本概念

人力資源管理（Human Resource Management, HRM）是一個組織內的重要功能，旨在管理和發展組織中的人力資源，以達到組織的目標和增強員工的滿意度和生產力。以下是人力資源管理的一些基本概念：

一、人力資源規劃

（一）定義：人力資源規劃是預測組織未來的人力需求，並制定相應的策略來滿足這些需求。

（二）目標：確保組織在適當時間擁有適當人才，以應對未來的挑戰和機會。

二、招聘與選拔

（一）定義：招聘是吸引合適的候選人來應徵組織內的職位，而選拔是從中挑選最合適的候選人。

（二）目標：吸引和選擇有能力且適合組織文化的員工。

三、員工培訓與發展

（一）定義：員工培訓與發展涉及提升員工的技能、知識和能力，以適應組織的需求和自身的職業發展。

（二）目標：提高員工的工作效率和滿意度，促進員工的職業成長。

四、績效管理

（一）定義：績效管理是設計和實施評估員工工作表現的系統，以確保組織目標的實現。

（二）目標：透過反饋和激勵來提高員工的工作績效。

五、薪酬與福利管理

（一）定義：薪酬與福利管理是設計和管理員工的薪酬、獎金、福利和其他補償的系統。

（二）目標：透過有競爭力的薪酬和福利，來吸引、激勵和留住優秀人才。

六、員工關係管理

（一）定義：員工關係管理涉及組織與員工之間的互動，包括處理員工的投訴、糾紛和勞動合同等問題。

（二）目標：建立和諧的勞資關係，促進組織內部的合作與和諧。

七、法規遵循與倫理

（一）定義：法規遵循與倫理管理確保組織在所有人力資源活動中，遵守法律和倫理標準。

（二）目標：減少法律風險，維護組織的聲譽和員工的信任。

八、多元性與包容性

（一）定義：多元性與包容性管理旨在創造一個多元化且包容的工作環境，尊重和重視每位員工的獨特性。

（二）目標：透過多樣化的團隊來提高創新力和決策品質，並促進公平和包容的文化。

九、人才管理

（一）定義：人才管理是識別、發展和保留組織中，高潛力和高績效員工的系統。

（二）目標：確保組織擁有未來領導者和關鍵角色的接班人。

人力資源管理的核心概念

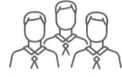

人才管理

人力資源
規劃

招聘與
選拔

多元性與
包容性

人力資源管理
的核心概念

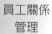

員工培訓
與發展

法規遵循
與倫理

績效管理

員工關係
管理

薪酬與
福利管理

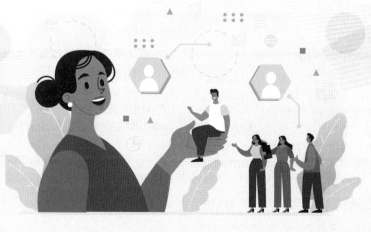

Unit **7-2**
人力資源管理的理論概念

人力資源管理（HRM）的理論概念是支撐人力資源實踐的基礎，這些理論來自多個學科，包括心理學、社會學、經濟學和管理學。以下是一些主要的人力資源管理的理論概念：

一、激勵理論

（一）馬斯洛的需求層次理論：由亞伯拉罕·馬斯洛所提出，指出人的需求依層次分為五個階段：生理需求、安全需求、社交需求、尊重需求和自我實現需求。HRM應考慮如何滿足員工這些不同需求來激勵他們。

（二）赫茲伯格的雙因素理論：由弗雷德里克·赫茲伯格所提出，指工作滿足感來自於「激勵因素」（如成就、認可、工作本身）和「保健因素」（如薪酬、工作條件、人際關係）。HRM應關注如何同時管理這兩類因素，來提高員工滿意度。

二、亞當斯的公平理論

約翰·斯塔西·亞當斯（John Stacey Adams）的理論強調，員工透過比較自己和他人的投入－產出比來感知公平。如果感到不公平，可能會降低努力或尋求補償。HRM需要確保薪酬和獎勵系統的公平性。

三、弗魯姆的期望理論

維克多·弗魯姆（Victor Vroom）的理論指出，員工的動機取決於他們對於努力會導致績效（期望性）、績效會導致獎勵（工具性），以及獎勵的價值（價值性）的信念。HRM應設計合理的績效管理系統，清晰傳達努力和獎勵間的關係。

四、洛克的目標設定理論

埃德溫·洛克（Edwin Locke）的理論強調，具體且有挑戰性的目標能夠提高績效。HRM應鼓勵員工設立明確的目標，並提供必要的資源和支持。

五、舒爾茨和貝克的人力資本理論

該理論指出，教育和培訓是對員工的投資，能夠提高他們的生產力和創造力。HRM應重視員工的培訓與發展，以增強組織的競爭力。

六、布勞的社會交換理論

該理論認為，工作場所的關係是一種交換過程，員工和雇主之間的互惠行為能夠增強信任和承諾。HRM應促進積極的工作關係，提升員工的組織承諾。

七、哈克曼和奧德漢的工作特徵模型

這個模型提出，工作應具備技能多樣性、任務完整性、任務重要性、自主性和回饋性，這些特徵能夠提高員工的內在工作動機和工作滿意度。HRM應設計富有挑戰性和意義的工作。

八、盧梭的心理契約理論

丹尼斯·盧梭（Denise Rousseau）的理論強調，員工對組織的期望不僅僅是明確的合同條款，還包括隱含的心理契約。HRM應理解並管理這些心理契約，避免違約行為。

九、霍夫斯泰德的文化維度理論

該理論透過六個文化維度來分析和理解不同文化對工作場所行為的影響。HRM應考慮組織內的文化多樣性，制定適應不同文化背景的管理策略。

這些理論概念為HRM實踐提供理論基礎和操作指南，幫助HRM專業人員更有效管理和發展組織的人力資源。

人力資源管理的基礎理論

文化
維度理論

激勵理論

公平理論

心理契約
理論

人力資源管理
的基礎理論

期望理論

工作特徵
模型

目標設定
理論

社會交換
理論

人力資本
理論

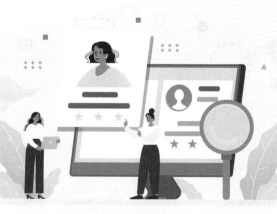

Unit **7-3**
人力資源管理運用的領域

人力資源管理在許多領域有廣泛的運用。以下是一些主要領域及其應用：

一、公司和企業管理

（一）**招聘和選拔**：制定招聘策略，吸引合適的人才，進行篩選和面試，確保聘用最合適的候選人。

（二）**員工發展和培訓**：設計和實施培訓計畫，提升員工的技能和能力，促進員工的職業發展。

（三）**績效管理**：評估員工的工作表現，提供反饋和激勵，制定績效改進計畫。

二、教育和學術領域

（一）**教職員招聘**：確保學校與大學能夠吸引和留住優秀的教師和研究人員。

（二）**員工發展**：為教職員提供持續教育和專業發展機會。

（三）**學生輔導與支持**：提供學生輔導和支持服務，幫助學生發展職業技能。

三、醫療和衛生保健

（一）**醫療專業人員招聘**：吸引和選拔合格的醫生、護士和其他醫療專業人員。

（二）**員工福利和健康計畫**：設計和管理健康計畫與員工福利，促進醫療專業人員的身心健康。

（三）**醫療培訓**：提供專業發展和繼續教育機會，確保醫療人員持續提升技能。

四、公共服務和政府部門

（一）**公共服務招聘**：確保公共部門能夠招聘到具備適當技能和經驗的員工。

（二）**政策制定和合規管理**：制定和實施人力資源政策，確保合規和合法營運。

（三）**員工培訓**：提供公共服務相關的專業培訓和發展機會。

五、非營利組織和慈善機構

（一）**志工管理**：招募、培訓和管理志工，確保他們的貢獻得到充分利用。

（二）**資源籌集和管理**：確保組織能夠吸引與管理捐贈者和資源，支持其使命和目標。

（三）**員工發展**：提供培訓和發展機會，提升員工專業技能和組織效能。

六、製造和工業

（一）**勞動力規劃**：確保工廠和生產線擁有足夠且合格的工人，能應對生產需求。

（二）**職業安全與健康**：制定和實施安全計畫，確保工人工作環境的安全和健康。

（三）**工人培訓**：提供技術培訓和發展機會，提升工人的技能和生產力。

七、科技和資訊技術

（一）**技術人才招聘**：吸引和選拔具備專業技能和創新能力的技術人才。

（二）**持續學習和發展**：提供技術培訓和持續學習機會，確保員工跟上科技進步的步伐。

（三）**遠距工作管理**：制定和實施遠距工作政策，管理遠距員工的工作和績效。

八、零售和服務業

（一）**前線員工管理**：招聘與培訓零售和服務業的前線員工，提升客戶服務品質。

（二）**員工激勵**：設計激勵計畫，提升員工的工作積極性和服務水平。

（三）**輪班和排班管理**：管理員工的工作時間和排班，確保營運效率與員工滿意度。

這些領域中的人力資源管理實踐有助於提高組織的營運效率、員工的滿意度和整體的競爭力。HRM的策略和方法根據行業特點和具體需求進行調整，以達到最佳效果。

人力資源管理運用的領域

公司和
企業管理

零售和
服務業

教育和
學術領域

科技和
資訊技術

**人力資源管理
運用的領域**

醫療和
衛生保健

製造和
工業

公共服務和
政府部門

非營利組織
和慈善機構

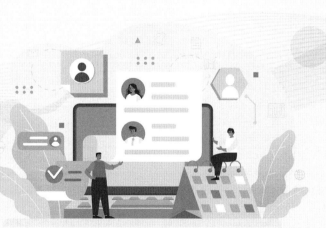

Unit **7-4**
人力資源管理在長照領域的運用

　　人力資源管理（HRM）在長期照顧領域具有重要的應用，因為這個領域需要高效的管理和專業的技能來提供優質的照顧服務。以下是HRM在長期照顧領域的主要運用：

一、招聘與選拔

　　（一）**專業技能要求**：確保招聘的員工具備必要的專業技能，如護理、復健、心理輔導等。

　　（二）**背景檢查**：進行全面的背景檢查和資格驗證，確保聘用的員工有良好的紀錄和專業資格。

　　（三）**文化契合度**：考慮候選人是否符合組織的文化和價值觀，以提高員工的穩定性與工作滿意度。

二、培訓與發展

　　（一）**專業培訓**：提供專業的長期照顧培訓，包括醫療護理、急救、疾病管理等，以確保員工具備最新的知識和技能。

　　（二）**持續教育**：設立持續教育計畫，鼓勵員工不斷學習和提升專業能力，適應不斷變化的護理需求。

　　（三）**技能培訓**：提供溝通技巧、壓力管理和情感支持等培訓，提升員工在與病人及其家屬互動中的效率。

三、績效管理

　　（一）**明確的績效標準**：制定明確的績效評估標準，定期評估員工的工作表現，提供反饋和改進建議。

　　（二）**獎勵與激勵**：設計獎勵和激勵機制，如績效獎金、晉升機會和表彰活動，激勵員工保持高水準的工作表現。

四、員工關係管理

　　（一）**員工支持計畫**：設立員工支持計畫，如心理輔導和職業健康服務，幫助員工應對工作中的壓力和挑戰。

　　（二）**工作環境改善**：確保工作環境安全、舒適，提供必要的設備和設施，以提升員工的工作滿意度。

　　（三）**員工參與**：鼓勵員工參與決策和管理過程，聽取他們的意見和建議，增強員工的歸屬感與參與感。

五、薪酬與福利管理

　　（一）**競爭性薪酬**：提供有競爭力的薪酬待遇，吸引和留住優秀的長期照顧專業人員。

　　（二）**全面福利計畫**：設計全面的福利計畫，包括：醫療保險、退休金計畫、有薪假期等，保障員工的福祉。

　　（三）**靈活工作安排**：提供靈活的工作安排，如彈性工作時間和遠距工作選項，以適應員工的個人需求和家庭責任。

六、法規遵循與倫理

　　（一）**法律合規**：確保所有人力資源管理活動符合相關法律法規，如《勞動基準法》、《職業安全衛生法》等。

　　（二）**倫理管理**：制定並推行高標準的倫理行為準則，確保員工在工作中遵守專業倫理和道德標準。

七、員工健康與安全

　　（一）**工作安全**：實施嚴格的安全措施，提供必要的安全培訓，確保工作場所的安全。

　　（二）**健康促進**：推行員工健康促進計畫，如健康檢查、健身計畫等，提升員工的健康水準。

八、人才管理

　　（一）**接班人計畫**：制定接班人計畫，識別和培養未來的領導者和關鍵職位接班人，確保組織的持續發展。

　　（二）**高潛力員工發展**：識別和支持高潛力員工的發展，提供職業發展機會和資源，幫助他們實現職業目標。

　　這些HRM策略和方法在長期照顧領域的應用，有助於提高服務品質、員工滿意度和組織效率，最終實現為長期照顧對象提供優質照顧的目標。

人力資源管理在長照領域的運用

運用領域	運用內涵
招聘與選拔	專業技能要求
	背景檢查
	文化契合度
培訓與發展	專業培訓
	持續教育
	技能培訓
績效管理	明確的績效標準
	獎勵與激勵
員工關係管理	員工支持計畫
	工作環境改善
	員工參與
薪酬與福利管理	競爭性薪酬
	全面福利計畫
	靈活工作安排
法規遵循與倫理	法律合規
	倫理管理
員工健康與安全	工作安全
	健康促進
人才管理	接班人計畫
	高潛力員工發展

Unit **7-5**
人力資源管理在長照領域中運用的挑戰

人力資源管理（HRM）在長期照顧領域的運用面臨多種挑戰。以下是一些主要挑戰及其可能的應對策略：

一、人員短缺

（一）**挑戰**：長照領域普遍存在人力資源短缺的問題，難以吸引和留住足夠的合格照護人員。

（二）**應對策略**：提供有競爭力的薪酬和福利，提升工作環境和條件，推行靈活的工作安排和職業發展計畫，以吸引和留住人才。

二、高員工流動率

（一）**挑戰**：長照工作壓力大、待遇相對較低，導致員工流動率高，影響服務的連續性和品質。

（二）**應對策略**：加強員工關懷和支持，提供心理輔導和壓力管理，設立激勵機制和職業發展路徑，提升員工的滿意度和忠誠度。

三、培訓和發展不足

（一）**挑戰**：長照員須持續更新專業知識和技能，但培訓資源和機會有限。

（二）**應對策略**：建立全面的培訓和發展計畫，利用線上學習平臺和資源，推行持續教育和職業培訓，提高員工的專業能力。

四、工作壓力和職業倦怠

（一）**挑戰**：長照工作要求高、壓力大，員工易有職業倦怠和健康問題。

（二）**應對策略**：提供心理健康支持和員工輔導服務，設立合理的工作量和休息時間，推行健康促進計畫和工作生活平衡措施。

五、薪資和福利管理

（一）**挑戰**：薪酬水準較低、福利待遇不足，難以吸引高素質的長照專業人員。

（二）**應對策略**：設計有競爭力的薪酬和福利計畫，提供績效獎金和獎勵

制度，確保員工的薪酬和福利與其貢獻相匹配。

六、法律和適法性問題

（一）**挑戰**：長照領域需要遵守多項法律法規，管理複雜且要求嚴格，容易出現合規問題。

（二）**應對策略**：設立專門的合規部門和專員，定期進行法律法規培訓，建立嚴格的合規監督和審查機制，確保所有操作符合法律要求。

七、文化和語言差異

（一）**挑戰**：長照機構服務對象多樣，文化和語言差異影響服務品質。

（二）**應對策略**：提供文化敏感性培訓和語言培訓，聘用具備多語言能力和文化背景的員工，推行文化多樣性和包容性政策。

八、員工職業安全與健康

（一）**挑戰**：長照工作環境中存在各種職業健康和安全風險，如物理勞損、感染風險等。

（二）**應對策略**：實施嚴格的安全措施和培訓，提供必要的個人防護設備，設立職業健康監測和管理機制，保障員工的職業安全與健康。

九、溝通和協作困難

（一）**挑戰**：長照工作需要多部門協作，溝通不暢可能影響工作效率和服務品質。

（二）**應對策略**：建立有效的溝通管道和協作機制，推行團隊共識凝聚和合作培訓，利用訊息技術和管理系統提高溝通效率。

十、資源有限

（一）**挑戰**：長照機構常面臨資金和資源不足的困境，影響服務的持續性和品質。

（二）**應對策略**：積極尋求政府資助和社會資源，開展多元化的籌資活動，提升資源管理和利用效率。

長照人資管理
的挑戰議題

人員短缺

高員工
流動率

培訓和
發展不足

工作壓力
和職業
倦怠

薪資和
福利管理

法律和適
法性問題

文化和
語言差異

員工
職業安全
與健康

溝通和
協作困難

資源有限

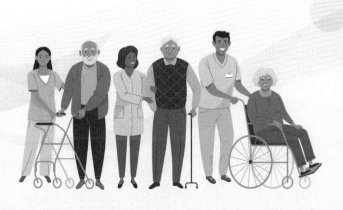

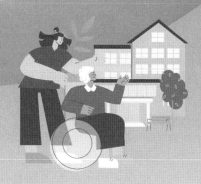

第 **8** 章

長期照顧的績效管理

Unit 8-1
績效管理的内涵

　　績效管理是一套持續性的流程，用於提升個人和組織的績效，包括目標設立、績效評估、反饋和持續改善。以下是績效管理的基本概念：

一、目標設定

　　確定個人和組織的短期和長期目標。這些目標應該是具體的、可衡量的、可達成的、相關的和有時間限制的（SMART原則）。

二、績效評估

　　定期評估員工和團隊的績效，通常透過各種指標和評估工具來衡量，這可能包括工作成果、行為、技能和能力等方面。

三、反饋與溝通

　　持續的反饋是績效管理的重要組成部分。管理者應該與員工保持開放的溝通，提供建設性的反饋，幫助員工了解他們的優點和需要改進的地方。

四、培訓與發展

　　根據績效評估的結果，為員工提供必要的培訓和發展機會，幫助他們提升技能和能力，以更好地完成工作任務。

五、激勵與獎勵

　　建立有效的激勵和獎勵機制，激勵員工達成目標，包括金錢獎勵、晉升機會、表彰和其他非物質獎勵。

六、績效改進計畫

　　針對績效不佳的員工，制定改進計畫，提供支持和資源，幫助他們提升工作績效。

七、績效紀錄與追蹤

　　保持完整的績效紀錄，以便追蹤員工的進步，並作為未來決策的依據。

八、持續改善

　　績效管理是一個持續的過程，應該不斷反思和改進，以適應組織和環境的變化，確保績效管理系統的有效性。

　　這些基本概念構成了一個完整的績效管理系統，有助於提升個人和組織的整體績效。

組成績效管理的內涵

目標設定

績效評估

持續改善

組成績效管理
的內涵

反饋與
溝通

績效紀錄
與追蹤

績效改進
計畫

培訓與
發展

激勵與
獎勵

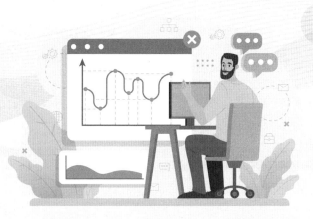

Unit **8-2**
績效管理的理論概念

績效管理的理論概念源自多個管理學和心理學的研究領域，以下是一些主要的理論概念：

一、目標設定理論（Goal Setting Theory）

由埃德溫・洛克（Edwin Locke）和加里・拉坦（Gary Latham）所提出。該理論強調具體且有挑戰性的目標，能夠提高績效。目標應該是明確的、具體的和可衡量的，以激發員工的動力和努力。

二、期望理論（Expectancy Theory）

由維克多・弗魯姆（Victor Vroom）提出。該理論認為員工的行為是基於對結果的期望、績效與獎勵的關聯性，以及獎勵的價值。即員工相信努力會帶來良好績效，良好績效會帶來期望獎勵，且這些獎勵對他們有價值時，才會努力工作。

三、公平理論（Equity Theory）

由約翰・斯塔西・亞當斯（John Stacey Adams）提出。該理論強調員工會將自己付出的努力和獲得的報酬與其他人進行比較，並根據這種比較來調整自己的行為。如果員工認為自己的付出與報酬不平衡，會導致不滿和降低績效。

四、強化理論（Reinforcement Theory）

由斯金納（B. F. Skinner）提出。該理論基於行為主義，認為行為是由其後果所決定的。透過積極強化（如獎勵）或消極強化（如懲罰），可以塑造和改變員工的行為，從而影響其績效。

五、自我效能理論（Self-Efficacy Theory）

由阿爾伯特・班杜拉（Albert Bandura）提出。該理論強調個人對自己能否成功完成任務的信心（自我效能），會影響其行為和績效。自我效能高的人通常會設定更高的目標，並在面臨挑戰時表現出更大的毅力和創造力。

六、平衡計分卡（Balanced Scorecard）

由羅伯特・卡普蘭（Robert Kaplan）和大衛・諾頓（David Norton）所提出。這是一種績效管理工具，透過財務、客戶、內部流程、學習與成長四個角度來全面評估和管理組織績效，確保組織戰略得到有效執行。

七、能力模型（Competency Model）

這種模型強調識別和發展員工的核心能力（如技能、知識、行為），以提高員工和組織的整體績效。透過對能力的評估和發展，可以更好地匹配員工的能力和工作要求。

這些理論概念為績效管理的實踐提供了理論基礎，幫助組織設計和實施有效的績效管理系統。

績效管理的理論概念

目標設定
理論

期望理論

能力模型

績效管理的
理論概念

公平理論

平衡
計分卡

強化理論

自我效能
理論

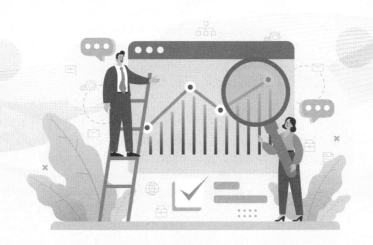

Unit 8-3
績效管理的工具

績效管理的工具有很多，以下是一些常見且有效的工具：

一、目標與關鍵成果（OKR）

OKR是一種設定和追蹤目標及其達成情況的方法。目標是定性的，關鍵成果是定量的，兩者結合可以明確員工的工作重點和方向。

二、平衡計分卡（Balanced Scorecard）

平衡計分卡從財務、客戶、內部流程、學習與成長四個角度來評估和管理組織績效，確保組織戰略得到有效執行。

三、360度反饋

360度反饋系統透過蒐集來自員工的上級、同事、下屬及其他相關人員的反饋，提供全方位績效評估，幫助員工全面了解自己的優勢和需改進之處。

四、績效考核表（Performance Appraisal Forms）

績效考核表是用來系統地記錄和評估員工績效的工具，它包括績效指標、目標達成情況、行為觀察和發展建議等部分。

五、關鍵績效指標（KPI）

KPI是用來衡量和追蹤組織或個人績效的具體指標。這些指標應該是具體、可衡量、相關和有時間限制的，幫助組織評估和改進績效。

六、員工績效評估系統（Employee Performance Evaluation Systems）

這些系統通常是基於軟體的運用，提供績效紀錄、反饋、評估和報告的功能，幫助組織更高效地管理和追蹤員工績效。

七、目標設定和管理軟體（Goal Setting and Management Software）

這些軟體幫助組織設立和追蹤目標，確保目標與組織戰略一致。常見的軟體包括Asana、Trello、Monday.com等。

八、個人發展計畫（Individual Development Plans, IDPs）

IDPs是一種工具，用於幫助員工規劃其職業發展路徑，並確定需要獲得的技能和經驗，以實現其職業目標。

九、績效儀表板（Performance Dashboards）

績效儀表板是一種可視化工具，展示組織或個人的績效數據和關鍵指標，幫助管理者快速了解績效情況，以便做出決策。

十、績效契約（Performance Contracts）

績效契約是員工與管理層之間的協議，明確規定了績效期望、目標和獎勵措施，確保員工對自己的績效負責。

這些工具可以單獨使用，也可以結合使用，以提高績效管理的效果，幫助組織實現其戰略目標。

績效管理的工具

目標與
關鍵成果

平衡
計分卡

績效契約

360度
反饋

績效
儀表板

績效管理的工具

績效
考核表

個人發展
計畫

關鍵績效
指標

目標設定
和管理
軟體

員工績效
評估系統

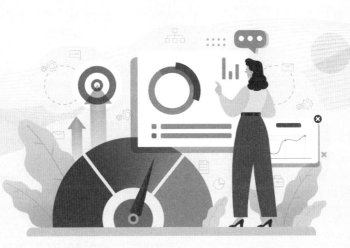

Unit 8-4
長照領域的績效管理運用

　　績效管理在長照服務中的應用可以顯著提高服務品質，增強員工的工作效率，並提升整體的照護效果。以下是一些具體的應用方法：

一、設立明確的目標

　　（一）服務品質目標：定義具體的服務品質標準，如被照顧者滿意度、服務回應時間、健康指標改善等。

　　（二）員工目標：為照護人員設立具體的工作目標，如培訓完成率、工作出勤率、病患滿意度等。

二、使用關鍵績效指標（KPI）

　　（一）KPI設置：設定與長照服務相關的KPI，例如：跌倒事件發生率、壓瘡發生率、被照顧者滿意度調查結果、家屬反饋等。

　　（二）KPI監測：定期監測和分析這些KPI，識別問題和改進機會。

三、定期績效評估

　　（一）員工評估：對照護人員進行定期績效評估，評估其技能水準、工作態度、病患互動等方面。

　　（二）服務評估：對長照服務進行定期審查，包括：服務的有效性、效率和被照顧者的健康狀況。

四、360度反饋

　　蒐集來自不同利害關係人（如被照顧者、家屬、同事和上級）的反饋，以全面了解照護人員的表現，並為其提供建設性的反饋和建議。

五、員工培訓與發展

　　（一）根據績效評估結果，制定個性化的培訓和發展計畫，提升照顧服務人員的專業知識和技能。

　　（二）提供定期的培訓課程，如急救技能、溝通技巧、壓力管理等。

六、激勵與獎勵機制

　　（一）建立績效獎勵機制，如年度績效獎金、晉升機會、表彰和獎勵計畫，激勵照護人員達成目標。

　　（二）提供非物質獎勵，如員工表彰活動、團隊共識凝聚活動和職業發展機會。

七、改進計畫

　　針對績效不佳員工或服務，制定具體改進計畫，如提供必要的支持和資源、追蹤改進進展，並評估改進效果。

八、技術支持

　　（一）使用現代化的技術工具來提升績效管理效率，如電子健康記錄系統、績效管理軟體和數據分析工具。

　　（二）利用數據分析來監控長照服務的各個方面，及時發現和解決問題。

九、被照顧者和家屬參與

　　鼓勵被照顧者和家屬參與績效管理過程，透過定期調查、反饋會議等方式蒐集他們的意見和建議，並將其納入績效改進計畫。

　　透過這些方法，績效管理可在長照服務中有效運用，提升服務品質和效率，確保被照顧者獲得最佳的照護體驗。

長照領域的績效管理運用

設立明確
的目標

使用
KPI

被照顧者和
家屬參與

定期
績效評估

長照領域的績
效管理運用

技術支持

360度
反饋

改進計畫

員工培訓
與發展

激勵與
獎勵機制

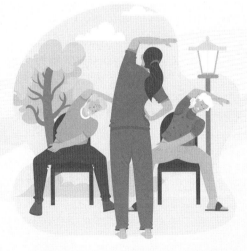

Unit 8-5
績效管理在長照領域運用的挑戰

績效管理在長照服務中的運用可帶來顯著效益，也會面臨一些挑戰。以下是主要挑戰及其潛在的解決方案：

一、目標設定困難

（一）**挑戰**：在長照服務中，設立具體且可衡量的目標可能比較困難，特別是對於一些品質和滿意度指標。

（二）**解決方案**：採用SMART原則（具體、可衡量、可實現、相關、有時間限制）設定目標，並結合定性和定量指標，以全面評估績效。

二、績效評估標準不統一

（一）**挑戰**：不同長照機構採取不同的績效評估標準，導致評估結果不具可比性。

（二）**解決方案**：推動行業標準化，制定統一的績效評估標準，並在機構內部進行一致性的培訓和實施。

三、反饋機制不健全

（一）**挑戰**：缺乏有效的反饋機制，導致員工無法及時獲得建設性反饋，影響績效改進。

（二）**解決方案**：建立定期的反饋和溝通機制，確保管理層和員工間有開放的對話管道，及時提供建設性的反饋。

四、員工抗拒變革

（一）**挑戰**：員工可能對績效管理系統和評估過程產生抵觸情緒，特別是當他們感到被過度監控或評價不公平時。

（二）**解決方案**：在引入績效管理系統時，進行充分的溝通和教育，並解釋其重要性和益處，以確保評估過程的透明和公平。

五、資源有限

（一）**挑戰**：長照機構通常面臨資金和人力資源的限制，難以全面推行和維護績效管理系統。

（二）**解決方案**：利用技術工具提高效率，如電子健康記錄（EHR）系統和績效管理軟體，同時尋求政府和社會資源的支持。

六、資料蒐集和分析困難

（一）**挑戰**：在長照服務中，蒐集和分析大量的績效數據可能比較困難，特別是涉及到品質和滿意度指標時。

（二）**解決方案**：建立系統化的數據蒐集和管理系統，並培養數據分析能力，確保數據的準確性和實用性。

七、服務個性化需求高

（一）**挑戰**：長照服務需要滿足不同被照顧者的個性化需求，這使得標準化的績效管理變得複雜。

（二）**解決方案**：在績效管理中引入靈活性，結合標準化指標和個性化服務計畫，確保每位被照顧者的需求都能得到滿足。

八、激勵機制不足

（一）**挑戰**：缺乏有效的激勵機制，導致員工缺乏動力去提升績效。

（二）**解決方案**：設計多元化的激勵機制，包括：金錢獎勵、晉升機會、表彰和職業發展計畫，激勵員工達成目標。

面對這些挑戰，長照機構需要採取綜合性的策略，確保績效管理系統的有效實施和持續改善，以提升服務品質和被照顧者的滿意度。

績效管理在長照領域運用的挑戰

目標設定
困難

績效評估
標準不統一

激勵機制
不足

績效管理在長照
領域運用的挑戰

反饋機制
不健全

服務個性化
需求高

資料蒐集和
分析困難

員工
抗拒變革

資源有限

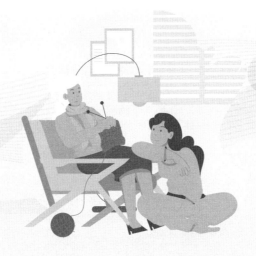

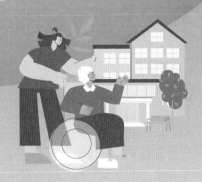

第 9 章

長期照顧的品質管理

●●●●●●●●●●●●●●●●●●●●●●●● 章節體系架構 ▼

●●●●●●●●●●●●●●●●●●●●●●●●●●●●●●●●●●●●●

Unit 9-1
品質管理的基本概念

品質管理（Quality Management）是指透過計畫、控制、保證和改進來確保產品或服務，達到預期品質的過程和方法。以下是品質管理的基本概念：

一、品質（Quality）

指產品或服務滿足顧客需求和期望程度，高品質意味著高顧客滿意度。

二、品質規劃（Quality Planning）

指確定品質目標和規範，以及制定達成這些目標的過程。這包括確定顧客需求和期望，並制定滿足這些需求的計畫。

三、品質控制（Quality Control, QC）

指透過檢查和測試產品或服務的過程，確保其符合品質標準和規範，這包括使用各種技術和工具，來識別和糾正缺陷。

四、品質保證（Quality Assurance, QA）

指透過系統的活動和程序來確保產品或服務符合品質要求的過程。品質保證主要關注的是預防問題的發生，而不是在問題發生後進行糾正。

五、品質改善（Quality Improvement）

指持續尋找和實施更有效的方法來提高產品或服務的品質，這包括使用各種方法和工具，如持續改善（Continuous Improvement）、六西格瑪（Six Sigma）、精實生產（Lean Production）等。

六、全員參與（Total Involvement）

指所有員工都參與到品質管理過程中，從高層到基層員工都對品質負有責任。

七、持續改善（Continuous Improvement, CI）

指一種管理哲學，強調不斷尋求改善的方法和機會，以提高品質和效率。常見的方法包括PDCA循環（Plan-Do-Check-Act）和Kaizen持續改善流程。

八、顧客導向（Customer Focus）

指企業應以滿足顧客需求和期望為核心目標，這包括了解顧客需求、蒐集顧客反饋，並根據反饋進行改進。

九、過程管理（Process Management）

指透過優化和控制工作流程來提高品質和效率，包括識別、分析和改進各種工作過程。

十、事實基礎的決策（Fact-based Decision Making）

指基於數據和分析來做出決策，而不是基於直覺或假設，強調數據蒐集和分析的重要性。

這些概念共同構成了全面的品質管理系統，旨在不斷提高產品和服務的品質，滿足顧客需求，並提高企業的競爭力。

品質管理的基本概念

品質

品質規劃

事實基礎
的決策

品質控制

品質管理的基本
概念

過程管理

品質保證

顧客導向

品質改善

持續改善

全員參與

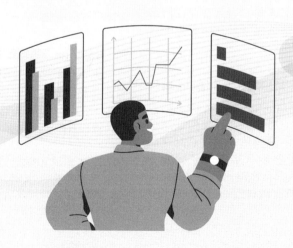

Unit 9-2
品質管理的相關理論

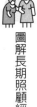

品質管理的理論基礎包括多個經典理論和模型，這些理論和模型為品質管理提供指導原則和方法。以下是一些主要的品質管理理論基礎：

一、戴明環（PDCA循環）

戴明環（Plan-Do-Check-Act）是品質改善的重要工具。它強調持續改善，透過計畫（Plan）、執行（Do）、檢查（Check）和行動（Act）來不斷提高產品和服務品質。

二、朱蘭三部曲（Juran Trilogy）

包括品質規劃（Quality Planning）、品質控制（Quality Control）和品質改善（Quality Improvement），朱蘭強調全面品質管理，認為品質管理應該貫穿於產品的全生命週期。

三、費根堡姆的全面品質管理（Total Quality Management, TQM）

指一種綜合的品質管理方法，強調全員參與、顧客導向、過程管理和持續改善，其核心是透過全員共同努力，實現高品質產品和服務。

四、克羅斯比的零缺陷（Zero Defects）

克羅斯比（Philip Bayard Crosby）主張「零缺陷」概念，認為任何缺陷都是可以避免的，應該追求零缺陷的產品和服務。他提出了「品質是免費的」（Quality is Free）的觀點，強調預防缺陷比糾正缺陷更為經濟有效。

五、ISO 9001系列標準

指一系列品質管理標準，旨在幫助組織建立有效的品質管理體系。這些標準提供品質管理的基本框架，強調過程方法、系統方法和持續改善。

六、六西格瑪（Six Sigma）

指一種數據驅動的品質管理方法，透過識別和消除變異來提高組織內部流程的品質。六西格瑪強調使用統計工具和技術來分析和改進過程。

七、精實生產（Lean Production）

指一種消除浪費和提高效率的管理方法，強調過程改善、減少不必要的活動，提高生產靈活性和響應速度。

八、能力成熟度模型整合（Capability Maturity Model Integration, CMMI）

指一種用於改善組織過程的框架，特別在軟體開發和訊息技術領域被廣泛應用。它幫助組織評估其過程成熟度，並實施改進措施。

九、Baldrige卓越績效框架

指一種綜合的管理框架，幫助組織提升其整體績效，強調領導力、策略、顧客、測量、分析和知識管理、人力資源、過程管理和結果。

這些理論和模型為品質管理提供了理論基礎和實踐指南，幫助組織在競爭的市場中，實現卓越績效和持續改善。

品質管理的相關理論

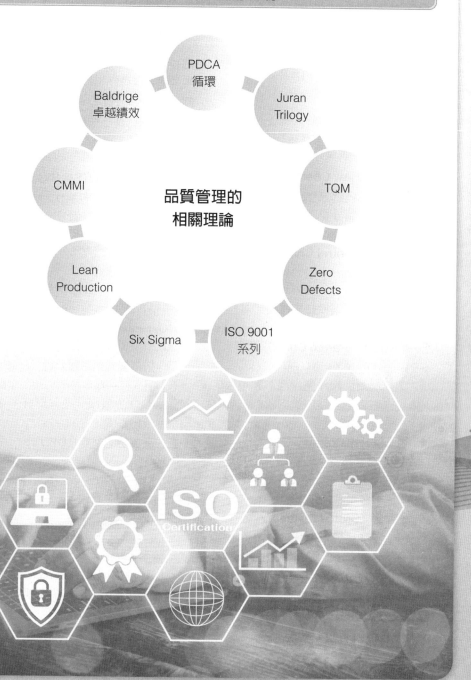

PDCA
循環

Juran
Trilogy

TQM

Zero
Defects

ISO 9001
系列

Six Sigma

Lean
Production

CMMI

Baldrige
卓越績效

品質管理的
相關理論

Unit 9-3
品質管理的運用工具

品質管理可運用的工具非常多，這些工具幫助企業識別、分析和改善品質問題。以下是一些常見且有效的品質管理工具：

一、魚骨圖（因果圖）

魚骨圖又稱因果圖或石川圖，用於識別問題的根本原因。透過系統地排列可能的原因，幫助團隊分析和解決問題。

二、流程圖（Flow Chart）

流程圖指描述過程或系統的圖形工具，用於識別和分析工作流程中的各個步驟，幫助找出可能的問題和改善點。

三、控制圖（Control Chart）

控制圖為統計過程控制（SPC）的一部分，用於監控和控制過程變異。它幫助識別過程是否處於穩定狀態，並指出需要改善的地方。

四、帕累托圖（Pareto Chart）

帕累托圖基於帕累托原理（80/20法則），幫助識別和優先處理影響最大的少數原因。通常用於顯示問題的頻率或大小，幫助聚焦於最重要的改善區域。

五、直方圖（Histogram）

直方圖為一種統計圖表，用於展示數據分布情況，幫助識別數據的集中趨勢、變異範圍和分布模式。

六、散點圖（Scatter Diagram）

散點圖用於顯示兩個變量間的關係，幫助識別變量間的相關性和模式。

七、查檢表（Check Sheet）

查檢表為一種簡單的數據蒐集工具，用於記錄和分類事件或問題的頻率，幫助系統地蒐集數據，便於進一步分析。

八、PDCA循環（Plan-Do-Check-Act）

PDCA循環是一種持續改善方法，透過計畫、執行、檢查和行動四個步驟，來不斷改善過程和產品品質。

九、5 Whys分析法

5 Whys是一種根本原因分析技術，透過不斷問「為什麼」來追溯問題的根本原因，幫助識別潛在問題來源。

十、六西格瑪工具（Six Sigma Tools）

六西格瑪工具包括DMAIC（定義、測量、分析、改善、控制）、DFSS（設計六西格瑪），以及各種統計分析工具，如迴歸分析、方差分析等。

十一、SWOT分析

SWOT分析幫助識別組織的優勢（Strengths）、劣勢（Weaknesses）、機會（Opportunities）和威脅（Threats），以制定戰略和改善計畫。

十二、失效模式與影響分析（FMEA）

FMEA是一種系統的方法，用於識別和評估潛在失效模式及其影響，並制定對策來減少風險。

十三、品質功能展開（QFD）

QFD是一種將顧客需求轉化為技術要求的工具，幫助設計和開發滿足顧客需求的產品和服務。

十四、5S

5S為一種工作場所組織方法，包括：整理（Seiri）、整頓（Seiton）、清掃（Seiso）、清潔（Seiketsu）和素養（Shitsuke），旨在提高效率和品質。

品質管理的運用工具

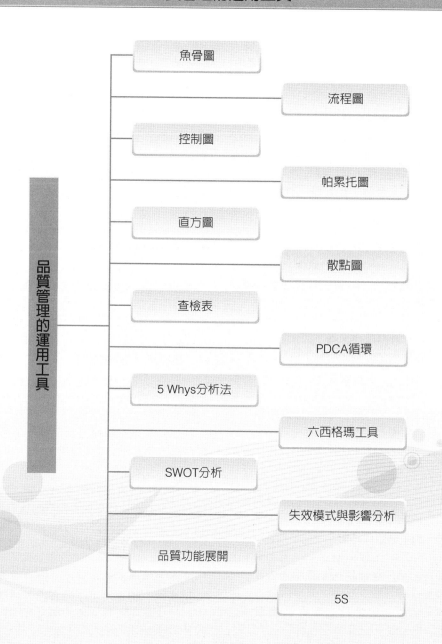

品質管理的運用工具

- 魚骨圖
- 流程圖
- 控制圖
- 帕累托圖
- 直方圖
- 散點圖
- 查檢表
- PDCA循環
- 5 Whys分析法
- 六西格瑪工具
- SWOT分析
- 失效模式與影響分析
- 品質功能展開
- 5S

Unit **9-4**
品質管理在長照領域的運用

品質管理在長照領域中的應用，有助於提高服務品質、增強患者滿意度、優化資源利用，並確保安全和高效的照護環境。以下是一些在長照領域中運用品質管理的具體方法和策略：

一、建立品質管理體系

（一）**ISO 9001認證**：引入ISO 9001品質管理體系標準，確保機構營運有序，過程受控，並持續改善。

（二）**全面品質管理（TQM）**：強調全員參與、顧客導向和持續改善，確保所有員工都參與品質提升。

二、設立品質目標和指標

（一）設定明確的服務品質目標，如案主滿意度、照顧計畫完成率、感染控制率等。

（二）使用關鍵績效指標（KPI），來監控和評估服務品質。

三、實施品質控制和改善工具

（一）**PDCA循環**：透過計畫（Plan）、執行（Do）、檢查（Check）、行動（Act）四個步驟，不斷改善照顧服務過程。

（二）**魚骨圖和5 Whys分析**：識別和分析問題根源，制定改善措施。

（三）**控制圖和統計過程控制（SPC）**：監控關鍵過程參數，及時發現和糾正異常。

四、員工培訓與發展

（一）定期培訓員工品質管理知識和技能，如溝通技巧、應變處理、感染控制等。

（二）鼓勵員工參與品質改善活動，提出改善建議。

五、顧客導向和滿意度調查

（一）蒐集和分析案主及其家屬的反饋，了解需求和期望，並根據反饋進行改進。

（二）定期進行滿意度調查，識別服務中的優勢和不足。

六、過程管理和標準化

（一）制定標準化的護理流程和工作指引，確保照顧服務品質一致性和可預測性。

（二）使用流程圖和作業指導書，確保所有員工了解並遵守標準流程。

七、風險管理和安全管理

（一）實施**失效模式與影響分析（FMEA）**，識別和評估潛在風險，制定預防措施。

（二）建立事故報告和分析機制，及時處理和改進，防止類似事件再發生。

八、技術應用和數據分析

（一）使用電子健康記錄（EHR）系統，記錄和管理患者訊息，支持數據分析和決策。

（二）應用數據分析工具，識別品質改善機會，評估改進效果。

九、持續改進文化

（一）鼓勵創新和改進，建立激勵機制，獎勵對品質改善有貢獻的員工。

（二）促進跨部門合作，共同解決問題，提升整體服務品質。

透過這些策略和方法，品質管理在長照領域中的應用可以顯著提高護理品質，增強案主及其家屬的滿意度，並確保長照機構的持續發展和改進。

品質管理在長照領域的運用

建立品質
管理體系

設立品質
目標和指標

持續改善
文化

**品質管理在長照領域
的運用**

實施品質
控制和
改善工具

技術應用和
數據分析

風險管理和
安全管理

員工培訓
與發展

過程管理
和標準化

顧客導向
和滿意度
調查

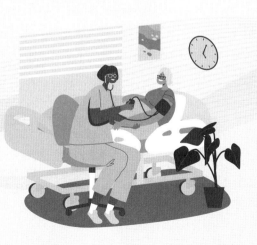

Unit 9-5
品質管理於長照領域運用的挑戰

在長照領域中運用品質管理雖然有助於提高服務品質和服務使用者滿意度，但也面臨許多挑戰。以下是一些主要的挑戰：

一、資源有限

（一）長照機構通常面臨資金和人力資源的限制，這可能會影響品質管理措施的實施和維護。

（二）需要在有限的預算內有效分配資源，確保品質管理的可持續性。

二、員工培訓和參與度

（一）長照領域的員工流動性高，員工的知識水準和技能參差不齊，這對持續培訓和品質改善提出了挑戰。

（二）員工可能對品質管理的價值和重要性缺乏認識，需更多激勵與教育。

三、文化變革

（一）品質管理需要全員參與和文化變革，改變現有的工作習慣和態度需要時間和持續的努力。

（二）需要建立一個支持改進和創新的文化，這對於一些傳統的長照機構來說可能是困難的。

四、數據蒐集與分析

（一）有效的品質管理依賴其精確的數據蒐集和分析，然而長照機構可能缺乏現代化的資訊系統和技術支持。

（二）數據的準確性和完整性可能受到挑戰，尤其是在手工記錄的情況下。

五、標準化與客製化

（一）長照服務需要根據個案需求進行客製化，但同時也需要標準化流程來確保一致的品質。

（二）平衡個別化照顧與標準化流程之間的矛盾，此為品質管理中的一大挑戰。

六、監管和合法

（一）長照機構需遵守各種法規和標準，可能會增加管理的複雜性和負擔。

（二）需要在滿足監管要求的同時，實現品質的持續改善。

七、案主和家屬的期望管理

（一）長照服務的受眾包括案主及其家屬，這些利益相關者的期望多樣且有時不一致，管理這些期望是一個挑戰。

（二）需要有效的溝通和反饋機制，來了解和滿足他們的需求和期望。

八、持續改善的動力

（一）持續改善需要持久的動力和承諾，長期的品質改善項目可能會面臨疲勞和動力不足的問題。

（二）需要建立有效的激勵機制，來保持員工和管理層對品質改善的熱情。

九、技術運用與適應

（一）新技術和工具的引入需要一定的適應時間和成本，員工對新技術的接受度和適應能力各異。

（二）需要持續更新和維護技術系統，以確保其有效性和可靠性。

克服這些挑戰需要長照機構管理層的承諾和領導，以及全員的共同努力。透過持續的教育、培訓和改進，逐步建立起一個強大的品質管理體系，從而提供高品質的長照服務。

品質管理在長照領域運用的挑戰

資源有限

員工培訓和
參與度

技術運用
和適應

文化變革

品質管理在長照領域
運用的挑戰

持續改善
的動力

數據蒐集
與和分析

案主和家屬
的期望管理

監管和
合法

標準化與
客製化

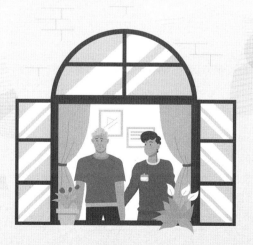

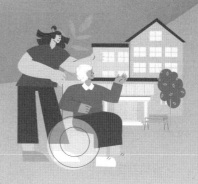

第 **10** 章

長期照顧的資訊管理

章節體系架構 ▼

Unit **10-1**
資訊管理的基本概念

資訊管理（Information Management，簡稱IM）是一個跨學科的領域，涉及如何有效地蒐集、存儲、保護、處理和傳遞資訊，以支持組織的業務營運和決策。以下是資訊管理的基本概念：

一、資訊的定義

資訊是經過處理和整理後，使其具有意義和價值的數據。它可以是文件、資料庫、電子郵件、報表、圖表等多種形式的存在。

二、資訊管理的目標

主要目標是確保正確的資訊在正確的時間，以正確的形式提供給正確的人，以支持組織的業務營運和決策。具體目標包括：

（一）提高資訊的可用性和可靠性。

（二）保護資訊的完整性和機密性。

（三）增強資訊的可訪問性和使用效率。

（四）支持業務流程和決策制定。

三、資訊管理的組成部分

（一）**資訊蒐集**：透過各種途徑（如調查、觀察、資料庫等）蒐集原始數據和資訊。

（二）**資訊儲存**：使用適當技術（如資料庫管理系統），將資訊存儲在安全且易於訪問的地方。

（三）**資訊處理**：對蒐集的資訊進行整理、分析和加工，使其成為有用資訊。

（四）**資訊傳遞**：透過網絡、報告、電子郵件等管道，將資訊傳遞給需要的人。

（五）**資訊保護**：採取技術和管理措施，確保資訊的安全性和隱私性。

四、資訊技術（IT）在資訊管理中的作用

資訊技術是資訊管理的重要支撐工具，包括：硬體（如伺服器、電腦）、軟體（如資料庫管理系統、辦公自動化軟體）、網絡技術和安全技術等。IT可以幫助實現資訊的高效處理、存儲、傳遞和保護。

五、資訊管理系統（IMS）

（一）資料庫管理系統（**DBMS**）：用來存儲和管理資料庫中的數據。

（二）企業資源規劃系統（**ERP**）：整合企業內部資訊資源，以支持業務運作。

（三）客戶關係管理系統（**CRM**）：管理和分析客戶資訊，以提升客戶服務和銷售管理。

（四）知識管理系統（**KMS**）：蒐集、組織、共享和利用組織內部的知識資源。

六、資訊管理的挑戰

（一）資訊量的快速增長和多樣化。

（二）資訊安全和隱私保護問題。

（三）資訊的品質和準確性控制。

（四）資訊系統的成本和效益分析

（五）資訊技術的快速變革和更新。

總之，資訊管理是一個動態且複雜的過程，涉及技術、管理和人員的綜合協作，其目的是確保資訊能夠有效地支持組織的業務和戰略目標。

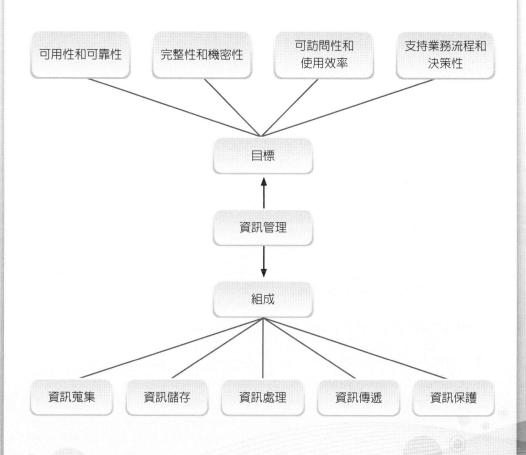

資訊管理的基本概念

可用性和可靠性　　完整性和機密性　　可訪問性和使用效率　　支持業務流程和決策性

目標

資訊管理

組成

資訊蒐集　　資訊儲存　　資訊處理　　資訊傳遞　　資訊保護

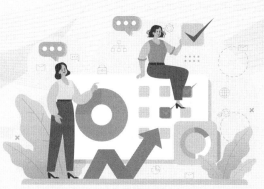

Unit 10-2
資訊管理的理論基礎

資訊管理的理論基礎涵蓋了多個學術領域，這些理論幫助理解和改進資訊的蒐集、存儲、處理和傳遞過程。以下是一些主要的理論基礎：

一、系統理論（Systems Theory）

認為任何組織都是一個系統，包含相互依賴的部分。資訊管理透過系統化的方式來處理資訊流，以支持組織整體運作。

二、控制理論（Control Theory）

強調如何透過反饋機制來調整系統的運行狀態，確保系統目標的實現。在資訊管理中，控制理論應用於資訊系統的監控和調整，確保資訊的準確性和可靠性。

三、資訊理論（Information Theory）

研究如何在不失真的情況下，高效地傳輸和處理資訊。香農（Claude E. Shannon）的資訊理論為理解和設計資訊傳輸和處理系統提供了理論基礎。

四、決策理論（Decision Theory）

探討如何做出最優決策，資訊管理透過提供準確、及時與相關的資訊，來支持決策過程。

五、組織理論（Organizational Theory）

研究組織結構、文化和行為。資訊管理需要考慮組織內部的結構和流程，以確保資訊的有效流動和使用。

六、資源基礎觀點（Resource-Based View）

認為組織的競爭優勢來自其擁有的獨特資源和能力。資訊被視為重要資源，資訊管理的目的是最大化這一資源的價值。

七、知識管理理論（Knowledge Management Theory）

關注如何創建、分享和利用組織的知識資源，與資訊管理密切相關，因資訊是知識管理的基礎。

八、技術接受模型（Technology Acceptance Model, TAM）

研究用戶如何接受和使用技術。這在資訊管理中非常重要，因為成功的資訊系統需要被用戶接受和有效使用。

九、資訊系統成功模型（IS Success Model）

這個模型評估資訊系統的成功標準，包括系統品質、資訊品質、使用者滿意度、使用意圖、個人影響和組織影響。

十、危機管理理論（Crisis Management Theory）

研究如何在緊急情況下管理資訊，確保在危機期間仍能進行有效的決策和操作。

十一、資訊倫理學（Information Ethics）

探討如何在管理和使用資訊時遵守倫理規範，包括隱私、保密性和資訊權利等方面。

這些理論共同構成了資訊管理的理論基礎，幫助專業人士理解和改進資訊管理實踐，從而支持組織的有效運作和決策制定。

資訊管理的理論基礎

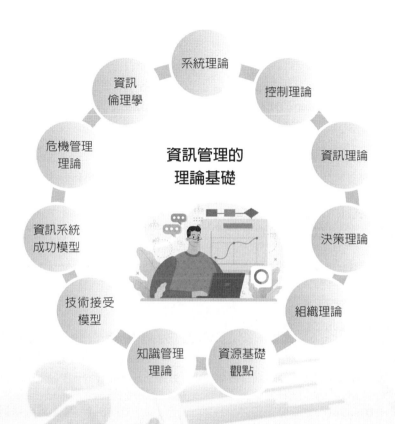

系統理論

控制理論

資訊倫理學

資訊理論

危機管理理論

資訊管理的理論基礎

決策理論

資訊系統成功模型

組織理論

技術接受模型

資源基礎觀點

知識管理理論

Unit **10-3**
資訊管理的工具

資訊管理涉及多種工具和技術，以幫助組織有效地蒐集、存儲、處理和傳遞資訊。以下是一些常見的資訊管理運用工具：

一、資料庫管理系統（Database Management System, DBMS）

（一）**MySQL**：開源關係型資料庫管理系統，適用於中小型應用。

（二）**Microsoft SQL Server**：微軟開發的關係型資料庫，適用於企業級應用。

（三）**Oracle Database**：功能強大的關係型資料庫，適合於大型企業和複雜應用。

（四）**PostgreSQL**：開源關係型資料庫，支持複雜查詢和大規模應用。

二、資訊儲存與備份工具

（一）**Amazon S3**：提供可擴展的雲端儲存服務，適用於大規模資料儲存和備份。

（二）**Google Drive**：雲端儲存解決方案，適合個人和小型企業使用。

（三）**Dropbox**：雲端儲存和文件共享服務，適合團隊合作和文件備份。

（四）**Microsoft OneDrive**：整合於Microsoft 365的雲端儲存服務，適用於企業環境。

三、資訊處理和分析工具

（一）**Excel**：電子表格軟體，用於數據處理、分析和視覺化。

（二）**Tableau**：數據視覺化工具，幫助用戶創建交互式和分享的數據儀表板。

（三）**Power BI**：微軟的商業分析工具，提供數據可視化和商業智慧報告。

（四）**R**：開源編程語言和環境，用於統計計算和圖形展示。

（五）**Python**：廣泛使用的編程語言，配有許多數據分析和處理庫，如Pandas、NumPy和Matplotlib。

四、資訊安全工具

（一）**Firewalls**（防火牆）：保護內部網絡免受未經授權的外部訪問。

（二）**Antivirus Software**（防病毒軟體）：檢測和移除惡意軟體，如McAfee、Norton和Kaspersky。

（三）**Encryption Tools**（加密工具）：確保數據傳輸和存儲的安全性，如VeraCrypt和BitLocker。

（四）**Identity and Access Management**（IAM）：管理用戶身分和訪問權限，如Okta和Microsoft Azure AD。

五、內容管理系統（Content Management System, CMS）

（一）**WordPress**：最受歡迎的開源CMS，用於創建和管理網站內容。

（二）**Drupal**：靈活且可擴展的開源CMS，適用於複雜網站和應用。

（三）**Joomla**：開源CMS，適用於社區網站和新聞門戶。

（四）**SharePoint**：微軟的企業內容管理和文件共享平臺。

六、協作工具

（一）**Microsoft Teams**：提供聊天、會議、文件共享和應用整合的協作平臺。

（二）**Slack**：團隊協作工具，提供即時消息、文件共享和應用整合。

（三）**Trello**：專案管理工具，使用看板模式來組織任務和專案。

（四）**Asana**：任務和專案管理工具，幫助團隊追蹤工作進度。

七、資訊搜尋與檢索工具

（一）**Elasticsearch**：分布式搜尋引擎，用於快速搜尋和分析大規模資料。

（二）**Apache Solr**：開源搜尋平臺，基於Lucene建構，適用於全文搜尋和資料檢索。

（三）**Google Scholar**：學術搜尋引擎，用於檢索學術文獻和研究資料。

八、雲端運算和服務

（一）**Amazon Web Services**（**AWS**）：提供廣泛的雲端運算服務，如存儲、計算、資料庫和機器學習等。

（二）**Microsoft Azure**：微軟的雲端平臺，提供多種雲端服務，包括虛擬機、存儲、資料庫和AI工具。

（三）**Google Cloud Platform**（**GCP**）：提供雲端計算、存儲和資料分析服務。

這些工具和技術幫助組織有效地管理和利用資訊，提高營運效率和決策品質。選擇合適的工具，取決於組織的具體需求和應用場景。

資訊管理工具

資料庫管理系統

資訊儲存與備份工具

雲端運算和服務

資訊管理工具

資訊處理和分析工具

資訊搜尋與檢索工具

資訊安全工具

協作工具

內容管理系統

Unit 10-4
資訊管理在長照領域的運用

在長期照顧領域，資訊管理的應用非常重要，它能夠顯著提高服務品質、效率和患者的滿意度。以下是資訊管理在長期照顧領域的主要應用：

一、個案管理系統（Care Management System, CMS）

（一）**功能**：集中存儲和管理個案照顧服務紀錄，包括照顧計畫、資源連結情形、長照服務使用情形等。

（二）**優勢**：提高資料存取速度、減少錯誤、促進醫療人員之間的協作。

二、病患管理系統（Patient Management System）

（一）**功能**：追蹤個案的健康狀況、治療計畫、預約和隨訪。

（二）**優勢**：提升個案照護的連續性和個性化服務。

三、資訊共享平臺

（一）**功能**：在不同長照機構間共享個案資訊，促進協同照顧。

（二）**優勢**：避免重複服務與資源介入，減少長照成本，提高長照品質。

四、遠距健康監控系統（Telehealth and Remote Monitoring Systems）

（一）**功能**：透過可穿戴設備和遠距監控技術，即時監控患者的健康狀況。

（二）**優勢**：及早發現健康問題，減少住院次數，促進居家照護。

五、藥物管理系統（Medication Management System）

（一）**功能**：管理和追蹤患者的用藥情況，提醒用藥時間，記錄用藥反應。

（二）**優勢**：減少用藥錯誤，提高用藥依從性。

六、照顧計畫管理系統（Care Plan Management System）

（一）**功能**：制定、實施和評估個性化照護計畫。

（二）**優勢**：確保每位患者獲得針對性的照護服務，提高照護效果。

七、長期照顧服務平臺

（一）**功能**：提供整合的長期照護服務，包括照護機構訊息、服務預約、評價和支付等。

（二）**優勢**：方便家庭和患者尋找和選擇合適的照護服務，提高照護資源的利用效率。

八、資訊安全和隱私保護

（一）**功能**：保障患者敏感訊息的安全和隱私，防止數據洩漏和未經授權的訪問。

（二）**優勢**：增強患者對資訊系統的信任，符合法律和行業規範。

九、照顧品質評估與改進

（一）**功能**：透過數據分析和報告工具評估照護品質，發現問題並制定改進措施。

（二）**優勢**：持續提升長期照護服務品質，滿足患者和監管機構的期望。

十、教育與培訓

（一）**功能**：利用資訊技術提供線上教育和培訓資源，提升照護人員的專業知識和技能。

（二）**優勢**：提高照護人員的專業素質，促進知識和技能的更新。

案例運用

系統名稱	運用情形
長照2.0服務資訊地圖	功能：整合全國長期照顧服務相關資訊，包括照護機構、服務項目、資源配置等。
	優勢：方便政府監管和資源分配，提高服務透明度和效率。
美國的Epic 電子病歷系統	功能：廣泛應用於醫療機構的EHR系統，支持患者資料的集中管理和共享。
	優勢：提高醫療服務的協同效應，促進跨機構的資訊互通。

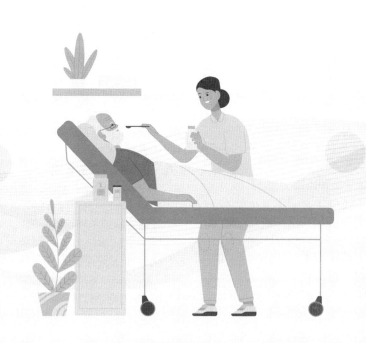

Unit 10-5
資訊管理在長照領域運用的挑戰

資訊管理在長期照顧領域的運用雖然能夠帶來許多益處，但也面臨多種挑戰。這些挑戰可能會影響資訊管理系統的效能和長期照顧服務的品質。以下是一些主要的挑戰：

一、資訊安全和隱私保護

（一）**挑戰**：長照領域涉及大量敏感的患者健康資訊，確保這些資訊的安全和隱私至關重要。

（二）**解決方案**：需要強化資訊安全措施，如加密技術、身分驗證和訪問控制，同時遵守相關法律法規（如HIPAA）。

二、系統整合和相互操作性

（一）**挑戰**：不同機構和系統間資訊不相容，導致難以實現資訊共享和整合。

（二）**解決方案**：推動採用標準化的資訊格式和通訊協議，如HL7和FHIR，以促進系統間的相互操作性。

三、資金和資源限制

（一）**挑戰**：長照機構面臨資金和資源的限制，無法投入大量資金進行資訊系統的建設和維護。

（二）**解決方案**：尋求政府和其他機構的資助，或採用雲端服務等成本較低的解決方案。

四、用戶接受度和技能

（一）**挑戰**：長照人員可能對新技術不熟悉，對資訊系統的接受度較低，或者缺乏使用這些系統的技能。

（二）**解決方案**：提供全面的培訓和技術支持，增加使用者的技術接受度和操作技能。

五、資訊品質和數據準確性

（一）**挑戰**：確保資訊準確性和完整性，以避免誤診或錯誤決策。

（二）**解決方案**：實施嚴格數據驗證和清理程序，定期進行數據品質審查。

六、變更管理

（一）**挑戰**：在引入新的資訊系統和技術時，機構內部可能會遇到變更管理的阻力。

（二）**解決方案**：制定詳細的變更管理計畫，確保所有相關人員都能理解和支持新的系統和流程。

七、法規遵循和適法性

（一）**挑戰**：長照機構需要遵循各種法規和標準，這會限制資訊系統的設計和實施。

（二）**解決方案**：與法律顧問合作，確保系統設計和運行符合所有相關法規和標準。

八、系統維護和更新

（一）**挑戰**：資訊系統需要持續維護和定期更新，保持其有效性和安全性。

（二）**解決方案**：制定系統維護計畫，確保有足夠的資源和人力進行系統的維護和升級。

九、個案和家屬的參與

（一）**挑戰**：如何有效地讓個案和家屬參與到資訊管理系統中，並保證他們能夠方便地使用這些系統。

（二）**解決方案**：開發用戶友好的系統介面，並提供多種管道（如手機應用、網頁等）讓個案和家屬參與。

十、技術的快速變化

（一）**挑戰**：資訊技術領域發展迅速，長照機構可能難以跟上最新的技術趨勢。

（二）**解決方案**：保持與技術供應商和專業組織的密切聯繫，即時了解和採用最新的技術和最佳實踐。

資訊管理在長照領域運用的挑戰

資訊安全和隱私保護

系統整合和相互操作性

技術的快速變化

**資訊管理在
長照領域運用的挑戰**

個案和家屬的參與

資金和資源限制

系統維護和更新

用戶接受度和技能

法規遵循和適法性

資訊品質和數據準確性

變更管理

Unit **10-6**
生成式AI的介紹

生成式AI（Generative AI）是一種使用機器學習演算法來生成新的、類似於現有數據的技術。這些演算法可用於創建文本、圖像、音樂等多種形式的內容。生成式AI在許多領域展現巨大的潛力和應用前景。以下是一些關鍵概念：

一、核心概念

（一）**生成式對抗網路（GANs）**：生成式對抗網路是一種特別流行的生成式AI技術，由兩個神經網路（生成器和判別器）組成。生成器負責生成新的數據，判別器則判斷數據是真實的，還是生成的。這兩個網路透過對抗訓練相互提升性能。

（二）**自動迴歸模型**：自動迴歸模型如GPT（生成式預訓練轉換器）系列使用大量文本數據進行訓練，能夠根據上下文生成連貫且有意義的文本。

（三）**變分自編碼器（VAEs）**：變分自編碼器是一種生成式模型，透過學習數據的潛在分布來生成新數據，常用於圖像生成和重建。

二、主要應用

（一）**文本生成**：生成式AI可以用來生成文章、詩歌、對話和程式碼等。例如：GPT模型可生成自然且有意義的文本段落。

（二）**圖像生成**：GANs可生成逼真的圖像，例如：人臉、風景等，甚至可根據簡單的草圖生成細緻的圖片。

（三）**音樂創作**：生成式AI可創作新的音樂作品，模仿特定風格或創作全新風格的音樂。

（四）**醫療應用**：在醫學影像處理和藥物設計中，生成式AI可用來生成新的醫學圖像或化合物，幫助醫療診斷和治療。

三、挑戰與局限

（一）**數據品質**：生成式AI的性能高度依賴於訓練數據的品質和多樣性。如果數據存在偏差，生成結果也可能存在偏差。

（二）**倫理和版權問題**：生成內容可能涉及版權問題，尤其是當生成式AI被用來模仿現有藝術家的作品時。此外，生成的虛假內容可能被用來誤導或欺詐。

（三）**計算資源**：訓練和執行生成式AI模型需要大量的計算資源，這對資源有限的機構可能是一項挑戰。

（四）**可解釋性**：生成式AI的內部機制通常較為複雜和不透明，這使得理解其生成過程和結果變得困難。

生成式AI代表人工智慧領域的重要進步，但同時也帶來了一些挑戰。理解其潛力和局限，並謹慎應用，對於利用這項技術創造積極影響至關重要。

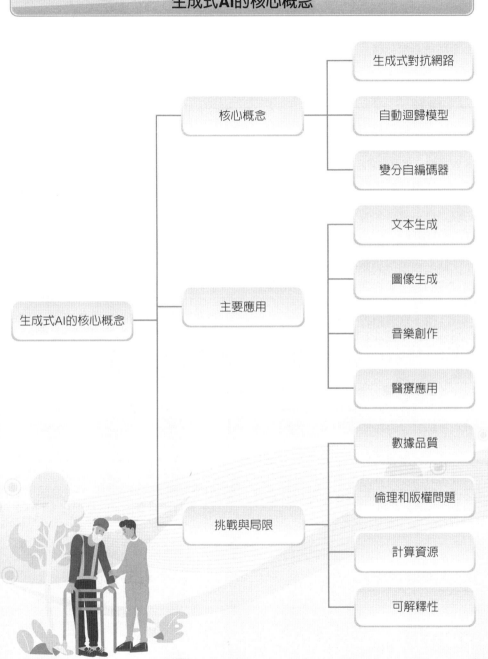

Unit **10-7**
生成式AI在長期照顧領域的運用

生成式AI在長期照顧機構管理可帶來多種機會與挑戰，以下是一些關鍵點說明：

一、機會

（一）**個別化照顧計畫**：生成式AI可分析患者的健康數據，提供個別化的照顧計畫，提高照顧的精確度和效果。

（二）**自動化流程**：生成式AI可自動化文書工作和日常管理任務，如病歷紀錄、排班管理和資源分配，減少人力需求和錯誤。

（三）**健康監測和預測**：生成式AI可即時監測病人的健康狀況，預測潛在的健康問題，並在問題發生前提出警告和建議。

（四）**培訓和教育**：生成式AI可用於模擬培訓，幫助員工學習如何應對各種緊急情況和護理技巧，提高整體護理品質。

（五）**數據分析**：生成式AI可處理大量的健康數據，識別資訊和趨勢分析，幫助管理者做出更明智的決策，提高機構營運效率。

（六）**增強溝通**：生成式AI可協助醫護人員與患者及其家屬進行更有效的溝通，解答常見問題，提供健康教育資源。

二、挑戰

（一）**數據隱私和安全**：處理大量敏感的健康數據，需要嚴格的數據隱私和安全措施，以防止數據洩露和未經授權的使用。

（二）**技術依賴**：過度依賴技術可能導致忽視人性化護理的重要性，影響患者的情緒和心理需求。

（三）**準確性和可靠性**：生成式AI的建議和分析可能存在錯誤或偏差，需要醫護人員謹慎驗證和監控。

（四）**成本和資源**：部署和維護生成式AI技術可能需高昂成本和專業技術支持，對於資源有限的機構是一項挑戰。

（五）**員工培訓**：使用生成式AI技術需員工具備相關的知識和技能，因此需要進行大量的培訓，這可能需要時間和資源。

（六）**倫理問題**：在某些決策中依賴生成式AI可能會引發倫理問題，特別是在涉及患者生命和健康的關鍵決策上。

綜合來看，生成式AI在長期照顧機構管理中具有廣泛的應用前景，但需要謹慎處理其所帶來的挑戰，以確保技術的有效應用和患者福祉的最大化。

生成式AI在長照機構的運用

- 機會
  - 個別化照顧計畫
  - 自動化流程
  - 健康監測和預測
  - 培訓和教育
  - 數據分析
  - 增強溝通

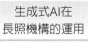
生成式AI在長照機構的運用

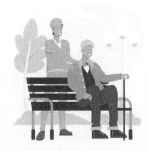

- 挑戰
  - 數據隱私和安全
  - 技術依賴
  - 準確性和可靠性
  - 成本和資源
  - 員工培訓
  - 倫理問題

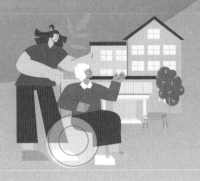

第 11 章

長期照顧的財務管理

● 章節體系架構 ▼

Unit 11-1
財務管理的基本概念

財務管理是企業經營活動中的一個重要方面，涉及對資金的計畫、組織、控制和監督。以下是財務管理的一些基本概念：

一、財務目標

（一）**利潤最大化**：傳統的財務管理目標，強調透過提高收入和控制成本來增加企業利潤。

（二）**股東價值最大化**：現代財務管理更關注於提升股東的財富，通常透過提高股價和股息來實現。

二、財務報表

（一）**資產負債表**：顯示企業在特定時間點的財務狀況，包括資產、負債和所有者權益。

（二）**損益表**：反映企業在一定期間內的經營成果，展示收入、成本、利潤或虧損。

（三）**現金流量表**：揭示企業在一定期間內現金流入和流出的情況。

三、財務比率分析

（一）**流動比率**：衡量企業短期償債能力，通常用流動資產除以流動負債。

（二）**資產報酬率（ROA）**：反映企業利用資產賺取利潤的能力，計算公式為淨利潤除以總資產。

（三）**股東權益報酬率（ROE）**：衡量股東投入資本的報酬率，計算公式為淨利潤除以股東權益。

四、資本預算

（一）**投資決策**：評估和選擇資本支出項目，以確保資金有效分配和利用。

（二）**淨現值（NPV）**：評估投資項目現金流量現值之和，若NPV大於零，表示項目有利可圖。

（三）**內部報酬率（IRR）**：使項目現金流量現值之和等於零的折現率。

五、資金籌措

（一）**股權融資**：透過發行股票來籌集資金，股東在企業中擁有部分所有權。

（二）**債務融資**：透過發行債券或借款來籌集資金，需按約定支付利息和本金。

六、風險管理

（一）**風險識別**：識別可能影響企業財務狀況的各種風險。

（二）**風險評估**：評估風險的可能性和潛在影響。

（三）**風險控制**：採取措施減少風險對企業的影響，如多樣化投資和購買保險。

七、現金管理

（一）**營運資金管理**：確保企業有足夠的流動資金以應付日常營運需求。

（二）**現金預測**：預測企業未來現金流入和流出，保證現金流的穩定性。

八、財務預測與規劃

（一）**預算編製**：制定預算以指導企業的財務行為和決策。

（二）**財務規劃**：制定長期財務目標和策略，以支持企業的發展和成長。

這些基本概念構成財務管理的核心內容，企業透過有效的財務管理來提升經營效率、控制風險和實現財務目標。

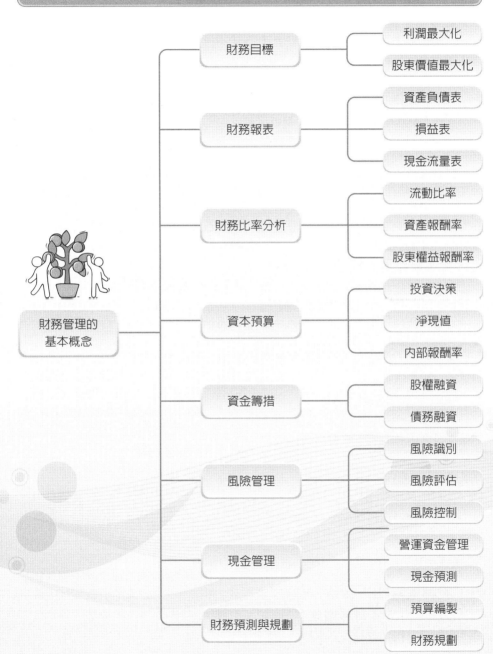

財務管理的基本概念

財務管理的基本概念

- 財務目標
  - 利潤最大化
  - 股東價值最大化
- 財務報表
  - 資產負債表
  - 損益表
  - 現金流量表
- 財務比率分析
  - 流動比率
  - 資產報酬率
  - 股東權益報酬率
- 資本預算
  - 投資決策
  - 淨現值
  - 內部報酬率
- 資金籌措
  - 股權融資
  - 債務融資
- 風險管理
  - 風險識別
  - 風險評估
  - 風險控制
- 現金管理
  - 營運資金管理
  - 現金預測
- 財務預測與規劃
  - 預算編製
  - 財務規劃

Unit 11-2
財務管理的理論概念

財務管理的理論內涵涉及多個方面，這些理論為企業的財務決策和實踐提供了指導。以下是一些主要的財務管理理論內涵：

一、資本結構理論

（一）MM理論（**Modigliani-Miller Theorem**）：由Franco Modigliani和Merton Miller提出，該理論認為在無稅收、無破產成本和完全市場的假設下，企業的資本結構不影響其市場價值。

（二）貝塔理論：考慮風險和收益的均衡，認為企業應該選擇能夠最大化股東價值的資本結構。

二、資本資產定價模型（CAPM）

該模型描述投資風險與預期收益間的關係，公式為：預期收益＝無風險收益＋貝塔係數×（市場收益－無風險收益）。CAPM強調系統性風險對資產價格的影響，是評估股票和其他資產風險的基礎。

三、套利定價理論（APT）

由Stephen Ross提出，APT認為資產價格受多個因素影響，包括利率、通貨膨脹率等。該理論強調多因素模型在資產定價中的作用，相較CAPM更為靈活。

四、現金流量折現法（DCF）

該方法透過將預期未來現金流量折現到當前價值來評估投資項目的價值，DCF方法是企業評估投資項目和資產價值的重要工具。

五、股利理論

（一）**MM股利無關理論**：由Modigliani和Miller提出，該理論認為在無稅收、無交易成本的市場中，股利政策不影響公司價值。

（二）**鳥在手理論**：認為現金股利比資本利得更有價值，因為投資者更偏好現金股利。

（三）**信號理論**：認為股利變動向市場傳遞企業內部訊息，股利增加通常被視為企業前景良好的信號。

六、代理理論

代理理論研究公司管理層（代理人）與股東（委託人）之間的利益衝突。該理論強調透過合約設計、監督機制和激勵措施來減少代理成本，確保管理層行為符合股東利益。

七、市場有效性理論

效率市場假說（EMH）由Eugene Fama提出，這理論認為資本市場中價格所反映出的訊息是有效的，所有可用訊息已經反映在資產價格中，無法透過技術分析或基本面分析獲得超額收益。EMH分為弱式、半強式和強式三種形式，根據市場訊息的利用程度進行劃分。

八、行為財務學

行為財務學研究投資者心理和行為對市場的影響，挑戰傳統財務理論中，認為人是經濟理性的假設。該理論包括情感偏見、過度自信、損失厭惡等行為模式，解釋市場異常現象。

這些理論內涵構成了財務管理的基礎，幫助企業在複雜的經營環境中做出明智的財務決策。

財務管理的理論概念

資本結構理論

資本資產定價模型（CAPM）

套利定價理論（APT）

現金流量折現法（DCF）

股利理論

代理理論

市場有效性理論

行為財務學

財務管理的理論概念

Unit **11-3**
財務管理的運用工具

以下是常用的財務管理工具：

一、財務報表分析工具

（一）**比率分析**：透過計算流動比率、速動比率、資產報酬率（ROA）、股東權益報酬率（ROE）、毛利率、淨利率等比率，評估企業的財務健康狀況。

（二）**垂直分析**：將財務報表中的各項目標與總額進行比較，評估每個項目在整體財務中的比例。

（三）**水平分析**：比較不同比率的變動情況，以了解企業財務狀況的趨勢。

二、預算編製與控制工具

（一）**營運預算**：詳細描述企業在特定期間內的收入和支出預測，用於指導日常經營活動。

（二）**資本預算**：評估和選擇長期投資項目，使用淨現值（NPV）、內部報酬率（IRR）等來分析項目可行性。

（三）**變異分析**：比較預算數字與實際結果，找出差異並分析原因，以便進行適當的調整和控制。

三、現金管理工具

（一）**現金流量表**：追蹤企業的現金流入和流出，確保有足夠的現金應對日常營運需求。

（二）**現金預測模型**：預測未來現金需求，幫助企業提前規劃資金安排。

（三）**現金池管理**：集中管理企業不同部門或子公司的現金，以提高資金利用效率。

四、融資決策工具

（一）**成本—收益分析**：評估不同融資方案的成本和收益，包括借款利率、股權稀釋等因素。

（二）**資本結構分析**：確定最優的債務與股權比例，以降低資金成本並控制風險。

（三）**融資管道評估**：比較內部融資、股權融資、債務融資等不同管道的優劣，選擇最適合企業的方案。

五、投資決策工具

（一）**現金流量折現法（DCF）**：透過預測未來現金流並將其折現到現值，評估投資項目的價值。

（二）**敏感性分析**：分析變量變動對投資項目結果的影響，評估風險和不確定性。

（三）**決策樹分析**：使用圖表展示不同決策路徑及其可能結果，幫助管理層做出最佳決策。

六、風險管理工具

（一）**風險識別和評估工具**：包括風險矩陣、風險評估問卷等，用於識別和評估企業面臨的各種風險。

（二）**衍生工具**：如期貨、期權、交換交易等，用於對沖金融風險。

（三）**保險**：購買商業保險以轉移特定風險。

七、績效管理工具

（一）**平衡計分卡（BSC）**：從財務、客戶、內部流程、學習與成長四個角度，衡量企業績效。

（二）**經濟附加價值（EVA）**：評估企業創造的經濟價值，計算公式為稅後營業利潤減去資本成本。

（三）**關鍵績效指標（KPI）**：設定和監控關鍵指標，評估和管理企業績效。

八、財務軟體和系統

（一）**ERP系統**：整合企業資源規劃，涵蓋財務、供應鏈、人力資源等，實現數據共享和流程自動化。

（二）**財務管理軟體**：如SAP、Oracle Financials、QuickBooks等，用於記錄、分析和報告財務數據。

財務管理的運用工具

工具類別	工具
財務報表分析工具	1. 比率分析；2. 垂直分析；3. 水平分析
預算編製與控制工具	1. 營運預算；2. 資本預算；3. 變異分析
現金管理工具	1. 現金流量表；2. 現金預測模型；3. 現金池管理
融資決策工具	1. 成本－收益分析；2. 資本結構分析；3. 融資管道評估
投資決策工具	1. 現金流量折現法（DCF）；2. 敏感性分析；3. 決策樹分析
風險管理工具	1. 風險識別和評估工具；2. 衍生工具；3. 保險
績效管理工具	1. 平衡計分卡（BSC）；2. 經濟附加價值（EVA）；3. 關鍵績效指標（KPI）
財務軟體和系統	1. ERP系統；2. 財務管理軟體

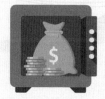
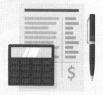

Unit **11-4**
財務管理在長照領域的運用

　　以下是財務管理在長期照顧機構管理上的具體運用：

一、預算編製與控制

　　（一）**營運預算**：制定年度或季度營運預算，涵蓋人員薪資、設備維護、物資採購等各項支出，確保資金合理分配。

　　（二）**資本預算**：評估長期投資需求，如設施設備升級、新建或擴建設施等，使用淨現值（NPV）和內部報酬率（IRR）等方法評估投資可行性。

　　（三）**變異分析**：定期比較預算數字與實際支出，找出差異並分析原因，及時調整預算和控制措施。

二、現金管理

　　（一）**現金流量預測**：預測未來現金流入和流出，確保有足夠的現金應付日常營運需求和突發狀況。

　　（二）**現金池管理**：集中管理機構內部不同部門或項目的現金流，優化資金利用效率。

　　（三）**應收帳款管理**：加強對客戶或政府補助的應收款項的管理，確保即時回款，提高現金流穩定性。

三、成本控制

　　（一）**成本分類**：將成本細分為固定成本和變動成本，進行詳細成本分類和分析。

　　（二）**成本節約措施**：透過優化流程、採購談判、節能減排等措施，減少營運成本。

　　（三）**成本效益分析**：分析各項目支出的成本效益，確保資金用於高效益的活動或項目。

四、資金籌措與融資決策

　　（一）**融資管道**：根據機構需求選擇合適的融資管道，如銀行貸款、政府補助、社會捐贈等。

　　（二）**融資成本分析**：評估不同融資方案的成本和風險，選擇最具成本效益的融資方式。

　　（三）**財務槓桿管理**：合理利用財務槓桿，提高資本報酬率，同時控制財務風險。

五、績效管理

　　（一）**關鍵績效指標（KPI）**：設定和監控反映機構營運效率和服務品質的KPI，如床位利用率、患者滿意度、服務成本等。

　　（二）**平衡計分卡（BSC）**：從財務、客戶、內部流程、學習與成長四個角度綜合衡量機構績效，促進全面提升。

　　（三）**經濟附加價值（EVA）**：計算機構創造的經濟價值，分析機構在扣除資本成本後的經濟利潤。

六、風險管理

　　（一）**風險識別與評估**：識別長期照顧機構面臨的各類風險，如財務風險、營運風險、法律風險等，進行風險評估。

　　（二）**風險控制措施**：針對識別出的風險制定控制措施，如購買保險、制定應變計畫等。

　　（三）**內部控制與審計**：建立完善的內部控制制度，定期進行內部審計，確保財務數據的真實性和準確性。

七、財務報告與透明度

　　（一）**定期財務報告**：定期向管理層和相關利益方提供財務報告，展示機構的財務狀況和經營成果。

　　（二）**透明度**：提高財務管理的透明度，確保財務數據的公開和透明，增強信任度。

　　（三）**外部審計**：定期進行外部審計，確保財務報表的準確性和合法性，提升機構的公信力。

財務管理在長照領域的運用

財務管理議題	財務管理運用
預算編製與控制	1. 營運預算；2. 資本預算；3. 變異分析
現金管理	1. 現金流量預測；2. 現金池管理；3. 應收帳款管理
成本控制	1. 成本分類；2. 成本節約措施；3. 成本效益分析
資金籌措與融資決策	1. 融資管道；2. 融資成本分析；3. 財務槓桿管理
績效管理	1. 關鍵績效指標；2. 平衡計分卡；3. 經濟附加價值
風險管理	1. 風險辨識與評估；2. 風險控制措施；3. 內部控制與審計
財務報告與透明度	1. 定期財務報告；2. 透明度；3. 外部審計

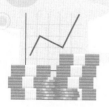
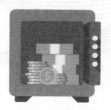
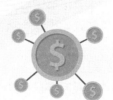
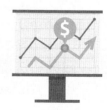

Unit **11-5**
財務管理在長照機構運用的挑戰議題

在長期照顧機構的管理中，財務管理面臨許多挑戰。這些挑戰可能來自內部管理、外部環境、政策法規等方面。以下是一些主要挑戰議題：

一、資金不足與融資困難

（一）**資金來源有限**：長照機構通常依賴於政府補助、捐款和自籌資金，但這些來源常不穩定且不足。

（二）**融資管道受限**：由於長照機構的非營利性質，融資管道較少，且傳統金融機構對其貸款意願不高。

二、成本控制壓力

（一）**營運成本高**：長照機構主要支出，包括人力成本、設備維護、醫療用品和日常營運費用，這些成本不斷上升，給機構帶來巨大的成本壓力。

（二）**不可預測的支出**：突發事件如疫情、設備故障等會導致額外支出，增加財務壓力。

三、收入不穩定

（一）**付款延遲**：政府補助和保險付款常有延遲，導致現金流困難。

（二）**床位利用率波動**：床位利用率的不穩定，會直接影響機構的收入。

四、財務管理能力不足

（一）**專業人才匱乏**：長照機構缺乏專業財務管理人才，導致財務管理效率低下。

（二）**培訓與教育不足**：管理層和員工對財務管理的知識和技能不足，無法有效應對財務挑戰。

五、政策和法規變動

（一）**政策依賴性**：長照機構高度依賴政府政策和補助，任何政策變動都會對財務狀況造成影響。

（二）**法規合規成本**：遵守政府法規和行業標準需要投入大量資金和人力，增加營運成本。

六、財務透明度與信任問題

（一）**透明度不足**：部分長照機構的財務報告和數據透明度不高，導致外界對其財務狀況的不信任，影響資金籌措和社會支持。

（二）**審計要求**：外部審計的要求，增加機構的管理成本和壓力。

七、長期投資報酬難以預測

（一）**投資報酬期長**：長照機構的投資項目如設施建設和設備更新，報酬週期較長，且報酬不確定。

（二）**市場需求變動**：人口老化和需求變化對機構的長期投資決策帶來挑戰，需靈活應對市場變化。

八、技術和數位化轉型挑戰

（一）**技術投資成本高**：引入新技術和進行數位化轉型，需要大量資金投入。

（二）**數據管理與安全**：數位化管理系統需要有效的數據管理和安全措施，增加營運複雜性。

為應對這些挑戰，長照機構需採取綜合措施，如提升財務管理能力、加強成本控制、增加收入來源、多樣化融資管道、提高財務透明度、強化風險管理等。此外，積極尋求政府和社會支持、加強員工培訓與教育，也是解決財務管理挑戰的重要途徑。

長照機構財務管理的挑戰議題

資金不足與
融資困難

成本控制
壓力

技術和數位化
轉型挑戰

長照機構財務管理
的挑戰議題

收入
不穩定

長期投資
報酬難以預測

財務透明度
與信任問題

財務管理
能力不足

政策和法規
變動

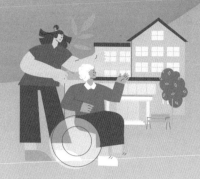

第 **12** 章

長期照顧的風險管理

●●●●●●●●●●●●●●●●●●●●●●●● 章節體系架構 ▼

●●●●●●●●●●●●●●●●●●●●●●●●●●●●●●●●●●●●

Unit 12-1
風險管理的基本概念

風險管理是一套系統性的流程和方法，用來識別、評估和應對可能影響組織目標實現的風險。風險管理的目標是透過提前規劃和準備，減少風險發生的可能性或影響，從而保護資源、提升決策品質，並增加組織的整體韌性。

一、風險管理的主要步驟

（一）**風險識別**：系統性地識別所有可能影響組織目標的潛在風險，這可以透過腦力激盪法、風險評估工具、歷史數據分析等方法進行。

（二）**風險評估**：評估每個風險的可能性及其對組織的潛在影響，通常會使用定性或定量的評估方法來確定風險的嚴重程度。

（三）**風險應對**：針對識別風險，制定適當的應對策略。常見應對策略包括：

1. 風險避免：採取措施完全避免風險發生。
2. 風險減輕：採取行動減少風險發生的可能性或減少其影響。
3. 風險轉移：將風險轉移給第三方，例如：透過購買保險或外包。
4. 風險接受：經評估後認為風險在可接受範圍內，並準備相應的應變計畫。

（四）**風險監控和審查**：持續監控風險環境和應對措施的效果，確保風險管理計畫的有效性，並在必要時進行調整。

二、風險管理的重要性

（一）**保護資源**：有效的風險管理有助於保護組織的物質、財務和人力資源免受損失。

（二）**提升決策品質**：透過了解和評估風險，組織可做更為明智和全面的決策。

（三）**增強信任和聲譽**：良好的風險管理實踐能提高利益相關者對組織的信任，並有助於維護和增強組織的聲譽。

（四）**法規遵循**：很多行業和領域都有相關的風險管理規定，遵循這些規定可避免法律風險。

風險管理是一個持續不斷的過程，需要組織內部各層級的參與和支持，以確保組織能夠在變化多端的環境中穩定前進。

風險管理的基本概念

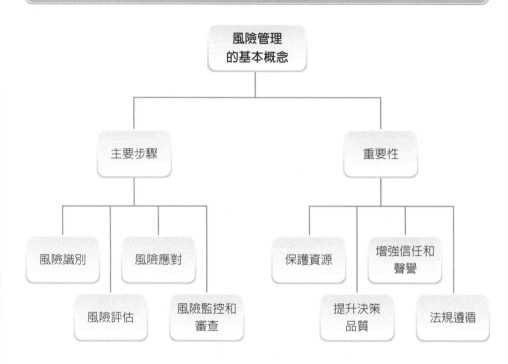

風險管理的基本概念

主要步驟

- 風險識別
- 風險評估
- 風險應對
- 風險監控和審查

重要性

- 保護資源
- 提升決策品質
- 增強信任和聲譽
- 法規遵循

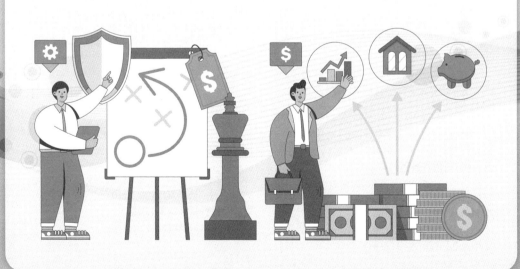

Unit **12-2**
風險管理的理論類型

圖解長期照顧經營與管理

　　風險管理涉及多種理論和框架，這些理論有助於組織在識別、評估和應對風險時，具備結構化和系統化的方法。以下是常見的風險管理理論和框架：

一、預期效用理論

　　（一）**概要**：此理論由約翰・馮・諾伊曼（John von Neumann）和奧斯卡・摩根斯特恩（Oskar Morgenstern）提出，主要應用於決策過程中的風險評估。它假設決策者會根據預期效用（即可能結果的期望值）來做出選擇。

　　（二）**應用**：該理論常用於金融決策、保險和投資等領域。

二、現代投資組合理論

　　（一）**概要**：由哈利・馬可維茨（Harry Markowitz）提出，該理論著重於透過資產分散化來最小化風險，並最大化投資組合的預期回報。

　　（二）**應用**：在投資管理和財務規劃中，該理論廣泛應用於資產配置和風險控制。

三、CAPM模型

　　（一）**概要**：由威廉・夏普（William Sharpe）等人提出，該模型用於描述資產的系統性風險和預期報酬之間的關係。

　　（二）**應用**：主要用於金融市場中，資產定價和風險評估。

四、信用風險模型

　　（一）**概要**：這些模型用於評估借款人的信用風險，包括Z-Score模型、KMV模型等。

　　（二）**應用**：在銀行業和金融機構中，用於評估貸款申請者的信用風險和制定相應的風險管理策略。

五、操作風險管理

　　（一）**概要**：該框架旨在識別、評估和應對由內部流程、系統、員工和外部事件引起的操作風險。

　　（二）**應用**：廣泛應用於銀行、保險和其他金融服務行業。

六、企業風險管理

　　（一）**概要**：ERM是一個全面的風險管理框架，旨在從整體上管理組織的各類風險。COSO-ERM和ISO 31000是其中的兩個主要框架。

　　（二）**應用**：適用於各類型的組織，強調整合風險管理到企業的戰略和營運過程中。

七、德爾菲法

　　（一）**概要**：爲一種基於專家意見的風險評估方法，透過多次匿名調查來蒐集和彙整專家意見，達成一致的風險評估結果。

　　（二）**應用**：在風險識別和評估階段，用於獲取專家對複雜問題的意見。

八、蒙特卡洛模擬

　　（一）**概要**：這是一種使用隨機抽樣和統計模型，來估計風險和不確定性的方法。透過模擬多次試驗，來評估不同風險情境的影響。

　　（二）**應用**：廣泛應用於財務、工程和項目管理等領域。

九、SWOT分析

　　（一）**概要**：爲一種結構化的計畫工具，用於識別組織的優勢（Strengths）、劣勢（Weaknesses）、機會（Opportunities）和威脅（Threats）。

　　（二）**應用**：在戰略規劃和風險管理中，用於全面了解內外部環境因素。

十、情境規劃

　　（一）**概要**：爲一種透過創建多個未來情境以評估風險和制定應對策略的方法。

　　（二）**應用**：用於長期戰略規劃和風險管理，特別是在不確定性高的環境。

　　這些理論和框架提供了各種工具和方法，幫助組織在面對風險時能夠做出更爲明智和有效的決策。

風險管理的理論類型

預期效用
理論

情境規劃

現代投資
組合理論

SWOT
分析

**風險管理的
理論類型**

CAPM
模型

信用風險
模型

蒙特卡洛
模擬

德爾菲法

操作風險
管理

企業風險
管理

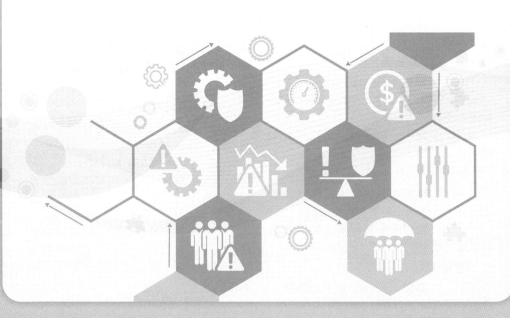

Unit **12-3**
風險管理的運用工具

一、風險登記簿

（一）**概要**：一個集中的文檔，用於記錄和追蹤識別出的風險、風險評估結果，以及風險應對計畫。

（二）**應用**：在服務管理和企業風險管理中，用於系統化地管理風險。

二、SWOT分析

（一）**概要**：識別組織的優勢（Strengths）、劣勢（Weaknesses）、機會（Opportunities）和威脅（Threats）。

（二）**應用**：用於戰略規劃和風險識別。

三、德爾菲法

（一）**概要**：基於專家意見的風險評估方法，透過多次匿名調查蒐集和匯總意見。

（二）**應用**：用於風險識別和評估。

四、蒙特卡洛模擬

（一）**概要**：使用隨機抽樣和統計模型來估計風險和不確定性。

（二）**應用**：財務、工程和方案管理等領域。

五、失效模式與影響分析

（一）**概要**：系統性地識別和分析系統中的潛在失效模式及其影響，並制定改進措施。

（二）**應用**：製造業、工程和產品開發。

六、根本原因分析

（一）**概要**：識別問題或風險的根本原因，以便制定有效的應對措施。

（二）**應用**：品質管理、事故調查和風險管理。

七、情境分析

（一）**概要**：創建多個未來情境，評估不同情境下的風險和影響。

（二）**應用**：戰略規劃和風險管理。

八、風險矩陣

（一）**概要**：將風險的可能性和影響以矩陣形式表示，以視覺化地評估風險的嚴重性。

（二）**應用**：風險評估和優先排序。

九、關鍵風險指標

（一）**概要**：用於監控和預測風險事件的指標，幫助組織提前識別風險趨勢。

（二）**應用**：持續風險監控和管理。

十、風險熱圖

（一）**概要**：透過顏色和位置表示風險的嚴重性和優先順序，提供直觀的風險概覽。

（二）**應用**：風險評估和報告。

十一、保險和衍生工具

（一）**概要**：透過購買保險或使用金融衍生工具，來轉移和對沖風險。

（二）**應用**：財務風險管理和風險轉移。

十二、平衡計分卡

（一）**概要**：整合財務和非財務指標，提供全面的績效和風險管理視圖。

（二）**應用**：戰略管理和績效監控。

十三、風險評估軟體

（一）**概要**：使用專業軟體進行風險識別、評估和管理，例如：Archer、RiskWatch和Active Risk Manager。

（二）**應用**：自動化和提升風險管理流程的效率。

這些工具和技術幫助組織在風險管理過程中更有效地識別、評估、應對和監控風險，從而提高組織的穩定性和抗風險能力。

風險管理的運用工具

風險管理的工具	運用領域
風險登記簿	服務管理與企業風險管理
SWOT分析	戰略規劃
德爾菲法	風險識別
蒙特卡洛模擬	財務、工程和方案管理
失效模式與影響分析	製造業、工程和產品開發
根本原因分析	品質管理、事故調查和風險管理
情境分析	戰略規劃和風險管理
風險矩陣	風險評估和優先排序
關鍵風險指標	風險監管
風險熱圖	風險評估和風險報告
保險和衍生工具	風險管理和風險轉移
平衡計分卡	戰略管理和績效監控
風險評估軟體	自動化和提升風險管理流程的效率

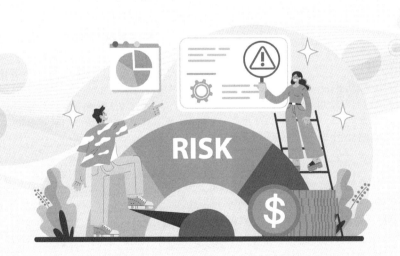

Unit 12-4
長照機構的風險管理運用

在長期照顧機構中，風險管理的應用至關重要，因爲它可以幫助機構識別、評估和應對各種風險，從而確保提供高品質的照護服務，並保護被照顧者、員工和資產。以下是風險管理在長期照顧機構中的具體運用方法：

一、風險識別

（一）**健康和安全風險**：識別與被照顧者健康和安全相關的風險，如跌倒、感染、壓瘡等。

（二）**法律和合規風險**：識別與法規遵循相關的風險，如未能遵守衛生、消防和人權法規。

（三）**營運風險**：識別與日常營運相關的風險，如員工短缺、設備故障、供應鏈中斷等。

（四）**財務風險**：識別與財務狀況相關的風險，如資金不足、財務報告不準確等。

二、風險評估

（一）**風險評估矩陣**：使用評估風險矩陣評測每個風險的可能性和影響，確定其嚴重性和優先順序。

（二）**根本原因分析（RCA）**：對已發生的事件進行分析，找出根本原因，以預防未來類似事件的發生。

三、風險應對

（一）**預防措施**：制定和實施預防措施，如培訓員工如何正確移動被照顧者、防止跌倒等。

（二）**應變計畫**：制定應變計畫，以因應各類突發事件，如火災、流行病暴發等。

（三）**保險**：購買適當的保險來轉移財務風險，如責任保險、財產保險等。

（四）**內部審計**：定期進行內部審計，確保各項政策和程序得到有效執行和遵守。

四、風險監控和審查

（一）**持續監控**：使用關鍵風險指標（KRI）和風險評估軟體持續監控風險，及時發現和處理潛在問題。

（二）**定期審查**：定期審查風險管理計畫和應對措施的有效性，並根據需要進行更新和改進。

（三）**反饋機制**：建立反饋機制，鼓勵員工報告風險和改進建議，以不斷提升風險管理水準。

五、員工培訓和教育

（一）**風險意識培訓**：爲所有員工提供風險管理和安全意識培訓，使其能夠識別和報告風險。

（二）**專業技能培訓**：針對特定風險領域，如急救、感染控制等，提供專業培訓。

六、技術應用

（一）**電子健康記錄（EHR）系統**：使用EHR系統來追蹤被照顧者的健康狀況，提前識別潛在健康風險。

（二）**監控設備**：使用各類監控設備，如跌倒偵測器、影像監控等，及時發現和應對突發事件。

七、與利害相關者合作

（一）**家庭和社區參與**：與被照顧者的家庭和社區密切合作，共同識別和管理風險。

（二）**跨部門協作**：與當地醫療機構、公共衛生部門和其他相關組織協作，確保風險管理的全面性和有效性。

風險管理在長期照顧機構中的應用，不僅可以保護被照顧者和員工的安全，還能提高機構的營運效率和服務品質，從而提升整體的照護水準和機構聲譽。

長照機構的風險
管理運用

風險識別

風險評估

風險應對

風險監控
和審查

員工培訓
和教育

技術應用

與利害關係者
合作

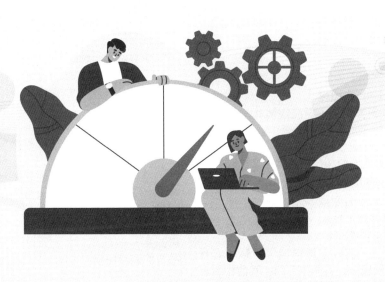

Unit **12-5**
長照機構中風險管理的挑戰議題

在長期照顧機構中實施風險管理會面臨多種挑戰和議題，這些挑戰源自內部和外部因素，且會影響風險管理計畫的有效性。以下是主要的挑戰議題：

一、資源限制

（一）**財務限制**：長照機構通常資金有限，可能無法購買先進的風險管理工具或聘請專業的風險管理人員。

（二）**人力資源**：員工人手不足或專業技能缺乏，會影響風險識別和應對效率。

二、員工培訓和意識

（一）**培訓不足**：員工未能接受充分的風險管理和安全培訓，可能導致風險識別和應對不當。

（二）**風險意識缺乏**：部分員工可能對風險管理的重要性認識不足，缺乏主動識別和報告風險的意識。

三、文化和心態

（一）**抵觸變革**：一些員工可能對風險管理的變革措施抱持抵觸態度，不願改變現有的工作流程和習慣。

（二）**責任歸咎**：在出現問題時，員工會擔心責任歸咎，從而不願報告風險事件。

四、法規和適法性

（一）**法規變化**：長期照顧機構需要遵守多項法規，但法規變化頻繁，機構可能難以及時調整。

（二）**適法性成本**：遵守法規和標準需要額外的資源和投入，增加營運成本。

五、溝通和協作

（一）**內部溝通不順暢**：部門間、員工間溝通不順暢，導致風險訊息未能有效傳達和處理。

（二）**與外部機構協作困難**：與當地醫療機構、公共衛生部門和其他相關組織協作不順暢，影響風險管理的全面性。

六、數據管理

（一）**數據蒐集和分析**：缺乏有效數據蒐集和分析工具，使風險評估和預測變得困難。

（二）**數據安全**：確保被照顧者和機構數據的安全性，防止數據洩漏和網路攻擊。

七、技術應用

（一）**技術落後**：部分長照機構可能無法使用先進的技術工具，影響風險管理的效率和精確度。

（二）**技術成本**：購買和維護先進技術設備可能需要高昂的成本，增加財務壓力。

八、風險多樣性

（一）**風險種類繁多**：長照機構面臨的風險種類繁多，包括健康、安全、法律、財務等，增加了管理的複雜性。

（二）**風險優先順序設定**：如何在眾多風險中設定優先順序，分配有限的資源，是一大挑戰。

九、緊急應變

（一）**應變計畫不完善**：部分機構可能缺乏全面和實用的應變計畫，影響面對突發事件中的應對能力。

（二）**演練和演習不足**：缺乏定期的應變演練，導致員工在真正的緊急情況下反應不及。

這些挑戰需要長期照顧機構在制定風險管理策略時予以重視，並採取針對性的措施來克服，這可能包括增加資源投入、強化員工培訓、改善內部和外部溝通、引入先進技術工具等。透過持續改善和完善的風險管理體系，長照機構可以更有效地應對各種風險，提供更高品質的照護服務。

長照機構中風險管理的挑戰議題

資源限制

員工培訓和意識

緊急應變

風險多樣性

長照機構中風險管理的挑戰議題

文化和心態

技術應用

法規和適法性

數據管理

溝通和協作

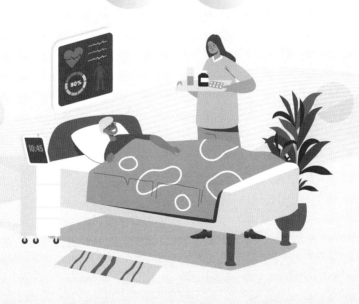

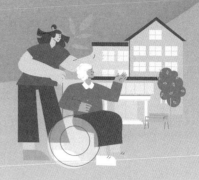

第 13 章

長期照顧的方案管理

•••••••••••••••••••••••• 章節體系架構 ▼

•••••••••••••••••••••••••••••••••••••••

Unit 13-1
方案管理的基本概念

方案管理是指透過規劃、執行和監控，來達成特定目標和目的之一系列活動，以下是方案管理的一些基本概念：

一、目標設定

（一）明確方案的目標和目的，包括預期成果和效益。

（二）設定具體、可衡量、可達成、具相關和有時間限制的（SMART）目標。

二、規劃

（一）制定詳細的方案計畫，包括時間表、資源分配和預算。

（二）確定方案的範疇、里程碑和關鍵交付物。

（三）識別風險並制定風險管理計畫。

三、資源管理

（一）確保適當的資源（人力、財力和物力），分配到方案的各個階段。

（二）管理和調整資源，以應對變化和挑戰。

四、溝通

（一）建立有效的溝通管道，確保所有利益相關者隨時了解方案進展。

（二）定期進行進度匯報和狀況更新。

五、執行

（一）根據方案計畫進行執行，確保各項活動按時完成。

（二）監控和控制方案進度，及時調整計畫以應對變化。

六、控管和評估

（一）持續控管方案的進展，使用KPI（關鍵績效指標）來評估方案的表現。

（二）定期進行評估，識別問題和瓶頸，並進行相應的改進。

七、風險管理

（一）識別和評估潛在的風險和挑戰。

（二）制定風險應對策略，包括預防措施和應變計畫。

八、品質管理

（一）確保方案的交付物符合預期的品質標準。

（二）進行品質控制和品質保證活動。

九、方案成果

（一）完成所有方案活動，確保所有目標達成。

（二）進行最終評估和審查，總結經驗教訓。

（三）正式結束方案，移交成果和資源。

這些基本概念有助於方案管理者有效地計畫和執行方案，確保達成預期的結果和效益。

方案管理的基本概念

目標設定 ➤ 規劃 ➤ 資源管理 ➤

溝通 ➤ 執行 ➤ 控管與評估 ➤

風險管理 ➤ 品質管理 ➤ 方案成果

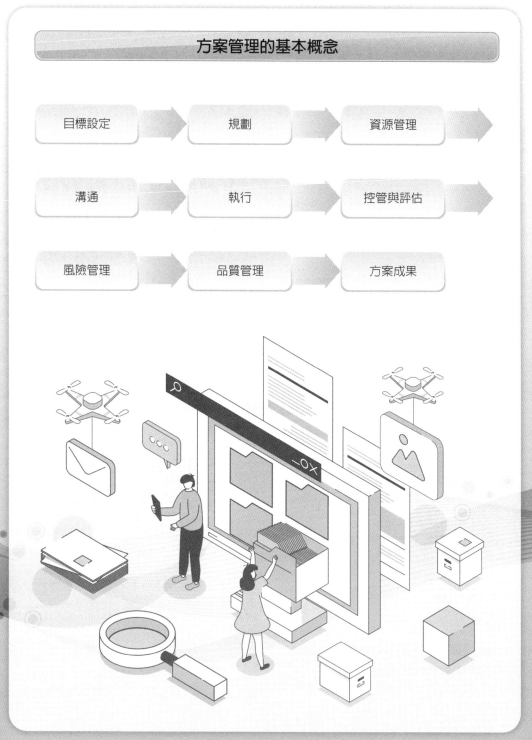

Unit 13-2
方案管理的理論概念

方案管理的理論涵蓋多種方法和框架，以幫助管理者有效地計畫、執行和監控方案。以下是一些主要的方案管理理論：

一、瀑布模型（Waterfall Model）

一種線性順序的開發方法，階段性地完成每個任務，如需求分析、設計、實施、測試和維護。適用於需求明確且變化較少的項目。

二、敏捷方法論（Agile Methodology）

強調靈活性和迭代開發，小批量交付產品，並根據反饋進行持續改善，包括Scrum、Kanban和Extreme Programming（XP）等具體框架。適用於需求變化頻繁的項目。

三、極限編程（Extreme Programming, XP）

注重提升軟體品質和響應客戶需求，透過頻繁發布更新版本來實現高品質和適應性。強調客戶參與、測試驅動開發（TDD）和持續整合。

四、精實管理（Lean Management）

旨在透過消除浪費來最大化價值創造，強調持續改善和客戶價值，包括看板（Kanban）系統，視覺化工作流程以提高效率。

五、受控情境下的專案管理（Projects in Controlled Environments）

英國政府開發的一種基於流程的項目管理方法，廣泛應用於各類項目，包括七個原則、七個主題和七個過程，強調問責制、商業案例驅動和可控的階段。

六、專案管理知識體系（Project Management Body of Knowledge）

由美國項目管理協會（PMI）發布的標準，涵蓋十大知識領域，如範疇管理、時間管理、成本管理、品質管理和風險管理等。提供系統化的方法，來管理各種規模和類型的項目。

七、目標管理（Management by Objectives, MBO）

設定明確的目標並透過評估進度來實現目標，強調管理者和員工共同設定和達成目標，有助於提高員工的參與感和責任感。

八、平衡計分卡（Balanced Scorecard, BSC）

將財務指標和非財務指標結合起來，從財務、客戶、內部過程和學習與成長四個角度評估組織績效。有助於平衡短期和長期目標，確保全面發展。

這些理論和方法各有優勢，適用於不同類型和規模的方案。選擇合適的理論和方法，能夠幫助方案管理者更有效地達成目標，提升方案成功的機率。

方案管理的理論概念

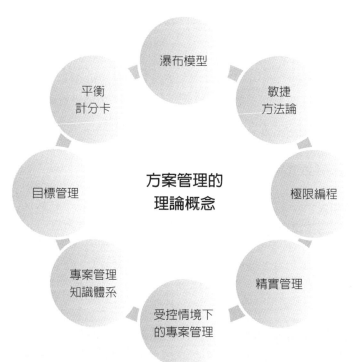

方案管理的
理論概念

瀑布模型

敏捷
方法論

極限編程

精實管理

受控情境下
的專案管理

專案管理
知識體系

目標管理

平衡
計分卡

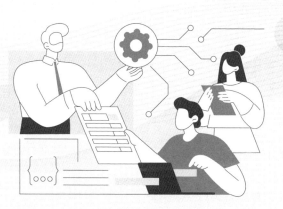

Unit **13-3**
長期照顧機構中方案管理的應用情境

在長期照顧機構中，方案管理可以幫助提高營運效率、提升服務品質和確保資源的最佳利用。以下是方案管理在長期照顧機構中的具體應用情境：

一、新設施建設或翻新

（一）設計和建設新的長期照顧設施或翻新現有設施。

（二）制定詳細的項目計畫，包括範疇、時間表、預算和資源分配。

（三）進行風險管理，確保施工過程中的安全和合規。

二、新服務的引入

（一）引入新的照顧服務或療法，如物理治療、心理輔導或營養服務。

（二）制定實施計畫，培訓員工，並設立評估指標來衡量新服務的效果。

（三）蒐集反饋並進行改進。

三、品質改善計畫

（一）執行品質改善計畫以提升照顧品質，如減少跌倒事件、提高被照顧者滿意度或減少藥物錯誤。

（二）使用敏捷方法進行小範圍的試驗，並根據結果進行持續改善。

（三）設立品質指標，定期監控和評估成效。

四、技術升級

（一）引入新技術或系統，如電子健康記錄、遠距醫療或智慧監控系統。

（二）制定詳細的實施計畫，確保員工獲得充分的培訓和支持。

（三）進行測試和試運行，確保系統穩定運行並達到預期效果。

五、員工發展計畫

（一）設計和實施員工培訓發展計畫，提高照顧人員專業技能和知識。

（二）制定培訓計畫，包括課程內容、時間表和評估方法。

（三）定期評估培訓效果，確保員工能夠應用所學知識提升工作績效。

六、資源整合和合作

（一）與當地社區、醫療機構和其他長期照顧機構建立合作關係，整合資源，共同提升照顧服務。

（二）制定合作計畫，明確各方的責任和資源分配。

（三）定期召開會議，評估合作進展，並根據需要進行調整。

七、被照顧者活動計畫

（一）設計和實施被照顧者活動計畫，如社交活動、康樂活動和教育課程。

（二）制定詳細的活動計畫，確保活動符合被照顧者的需求和興趣。

（三）蒐集被照顧者反饋，持續改善活動內容和形式。

八、風險管理和緊急應變專案

（一）制定風險管理計畫和緊急應變專案，應對可能發生的各種風險，如自然災害、傳染病暴發或安全事件。

（二）定期進行風險評估和應變演練，提高機構因應突發事件的能力。

（三）設立風險監控機制，及時發現和處理潛在風險。

透過有效運用方案管理理論和方法，長期照顧機構可以更好地因應各種挑戰，提升營運效率和服務品質，確保被照顧者得到優質的照顧服務。

長照機構中方案管理的應用情境

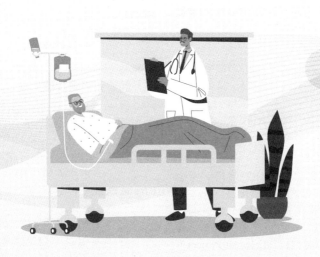

新設施
建設或翻新

新服務的
引入

風險管理和
緊急應變專案

品質改善
計畫

長照機構中方案
管理的應用情境

被照顧者
活動計畫

技術升級

資源整合
和合作

員工發展
計畫

Unit 13-4
長期照顧機構中方案管理運用的工具

在長期照顧機構中運用方案管理，可使用多種工具來幫助計畫、執行和監控方案。以下是常用的方案管理工具：

一、甘特圖

（一）一種視覺化的工具，用於顯示項目時間表和進度。

（二）可幫助管理者直觀地了解每個任務的開始和結束時間、任務間的依賴關係，以及整個項目的進展情況。

（三）常用軟體：Microsoft Project、Asana、Trello。

二、工作分解結構

（一）將項目分解為更小、更易管理的部分，有助於釐清任務範疇和分配資源。

（二）通常以樹狀圖的形式展示，使得每個層級的任務和子任務都清晰明瞭。

三、關鍵路徑法

（一）用於確定項目中哪些任務是關鍵任務，這些任務直接影響項目的完成時間。

（二）幫助識別項目中沒有浮動時間的任務，以便集中資源和注意力確保這些任務按時完成。

四、風險管理工具

（一）用於識別、分析和應對項目中的風險，包括風險登記表、風險矩陣和SWOT分析。

（二）常用軟體：Risk Register、Risky Project。

五、資源分配工具

（一）幫助確定和分配項目所需資源，包括人力、財務和物資。

（二）可優化資源使用，避免過度分配或資源短缺。

（三）常用軟體：Microsoft Project、Smartsheet。

六、協作和溝通工具

（一）用於促進團隊成員間的溝通和協作，確保所有人對項目狀態和進展有清晰了解。

（二）包括電子郵件、即時通訊、視訊會議和共享文件平臺。

（三）常用軟體：Slack、Microsoft Teams、Zoom、Google Drive。

七、時間管理工具

（一）幫助管理和追蹤項目時間，確保各項任務按時完成，包括時間追蹤軟體、計時器和日曆工具。

（二）常用軟體：Toggl、Harvest、Google Calendar。

八、成本管理工具

（一）用於追蹤和控制項目成本，確保項目在預算範圍內完成，包括成本估算、預算編製和成本控制。

（二）常用軟體：QuickBooks、FreshBooks、Cost Tracker。

九、品質管理工具

（一）確保項目交付物符合預期品質標準，包括品質控制檢查表、品質保證流程和品質審核。

（二）常用軟體：Six Sigma、Total Quality Management（TQM）工具。

十、問題和變更管理工具

（一）用於管理和追蹤項目中的問題和變更，確保即時解決問題並控制變更對項目的影響，包括問題追蹤系統、變更請求表和問題管理日誌。

（二）常用軟體：JIRA、Bugzilla、ChangeGear。

這些工具可以幫助長期照顧機構更有效地管理項目，提高營運效率和服務品質，確保各項方案按計畫順利進行並達到預期目標。

長照機構中方案管理運用的工具

甘特圖

工作分解結構

問題和變更管理工具

關鍵路徑法

品質管理工具

長照機構中方案管理運用的工具

成本管理工具

風險管理工具

時間管理工具

資源分配工具

協作和溝通工具

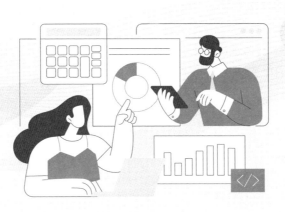

Unit 13-5
長期照顧機構中方案管理的挑戰議題

以下是一些常見的挑戰及其應對策略：

一、資源有限

（一）挑戰：長照機構通常資源有限，包括人力、財務和設備等。

（二）應對策略：有效的資源分配和優化，確保關鍵任務獲得必要資源，可利用外部資源或合作夥伴來彌補內部資源的不足。

二、人員短缺和高流動率

（一）挑戰：長照機構常面臨人員短缺和高流動率，影響方案穩定性和持續性。

（二）應對策略：建立有效的招聘和培訓計畫，提升員工滿意度和留任率。實施員工激勵措施，鼓勵員工積極參與和持續學習。

三、溝通不佳

（一）挑戰：不同部門和角色間的溝通不暢，可能導致訊息不對稱和誤解。

（二）應對策略：建立清晰的溝通管道和溝通計畫，定期進行溝通會議和訊息共享，使用協作工具促進即時溝通和協作。

四、需求變更頻繁

（一）挑戰：長照機構需求會因政策變化、被照顧者需求變化等因素頻繁變更。

（二）應對策略：採用敏捷方法，靈活應對需求變更。定期進行需求評估和調整，確保方案能夠快速適應新需求。

五、品質控制困難

（一）挑戰：確保服務品質和方案成果達到預期標準，具有挑戰性。

（二）應對策略：實施品質管理體系，包括品質控制檢查表和品質保證流程。定期進行品質審核和反饋，持續改善服務品質。

六、風險管理不足

（一）挑戰：未能有效識別和應對潛在風險，可能導致方案失敗。

（二）應對策略：建立全面的風險管理計畫，識別、評估和應對風險。定期進行風險評估和演練，確保風險應對措施有效。

七、利害關係人協調困難

（一）挑戰：需協調多方利益相關者，包括被照顧者、家屬、員工和外部合作夥伴。

（二）應對策略：建立利益相關者管理計畫，確保各方需求和期望得到充分考慮。定期召開協調會議，促進各方溝通和合作。

八、法律和政策約束

（一）挑戰：長照機構需遵守多種法律和政策規定，可能限制方案的實施。

（二）應對策略：深入了解相關法律和政策，確保方案設計和實施符合規定。與法律顧問合作，確保合規性。

九、財務壓力

（一）挑戰：財務壓力可能限制方案的資金投入和可持續性。

（二）應對策略：制定合理的預算計畫，確保資金使用的有效性。積極尋求外部資金支持，如政府補助、基金會捐助等。

長照機構中方案管理的挑戰議題

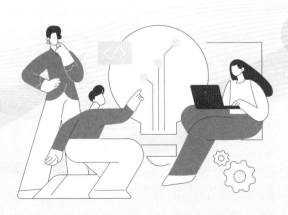

資源有限

人員短缺和
高流動率

財務壓力

溝通不佳

法律和
政策約束

長照機構中方案
管理的挑戰議題

利害關係人
協調困難

需求變更
頻繁

風險管理
不足

品質控制
困難

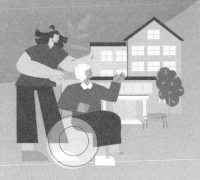

第 14 章

長期照顧的跨專業團隊合作

Unit **14-1**
跨專業團隊合作的基本概念

跨專業團隊合作（Interprofessional Team Collaboration, IPC）是一種協同工作方式，涉及來自不同專業背景的專業人員共同合作，以達成共同目標。這種合作方式在健康照顧、社會服務、教育等領域尤為重要，能夠綜合各個專業的專長和資源，提高服務品質和工作效率。以下是跨專業團隊合作的關鍵概念：

一、共同目標

團隊成員之間有一個明確的、共同的目標，所有人朝著這一目標努力工作。

二、角色明確

每個團隊成員的角色和責任應該清晰定義，這有助於減少混淆和重疊，並確保每個人都知道他們在團隊中的貢獻。

三、開放溝通

有效的溝通是跨專業合作的基礎。團隊成員應該能夠自由地分享訊息、意見和建議，以便做出知情決策。

四、相互尊重

團隊成員應該尊重彼此的專業知識和經驗，承認每個專業都有其獨特的價值和貢獻。

五、協同決策

團隊採用協同決策的方式，確保所有成員都有機會參與決策過程，並共同承擔責任。

六、信任建立

建立信任是成功合作的關鍵。團隊成員應該互相信任，並能夠彼此完成工作。

七、持續學習

團隊成員應致力於持續學習，了解其他專業的基本知識和工作方式，以便更好地協作。

八、協作工具與技術

使用適當的協作工具和技術，如電子健康記錄系統、協作平臺等，可以提高團隊的工作效率和協作效果。

跨專業團隊合作不僅可提升服務對象的滿意度和健康結果，還能促進專業人員間的互相學習和成長，提高整個團隊的工作效率和創新能力。在推動跨專業合作時，組織應提供必要的支持和資源，如培訓、協作平臺和激勵機制，以促進團隊的有效運作。

跨專業團隊合作的基本核心概念

共同目標

角色明確

協作工具和技術

開放溝通

跨專業團隊合作的
基本核心概念

持續學習

相互尊重

信任建立

協同決策

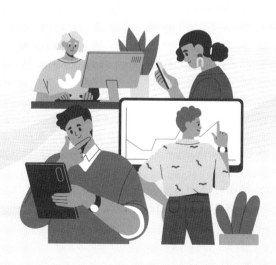

Unit 14-2
跨專業團隊合作的理論概念

　　跨專業團隊合作的理論概念涉及多個學科，並基於不同的理論框架來理解和促進專業人員間的協作。以下是常見的理論概念：

一、系統理論（Systems Theory）

　　系統理論認為，跨專業團隊是複雜的系統，每個成員都是相互關聯和互相依賴的。此理論強調，團隊中每個成員的行動會影響整個團隊的運作和結果。

二、社會交換理論（Social Exchange Theory）

　　社會交換理論著重成員間的互動和交換。根據這一理論，跨專業合作的成功取決於成員間相互信任、尊重和公平交換。

三、溝通理論（Communication Theory）

　　溝通理論強調有效溝通在跨專業團隊合作的重要性，包括訊息的清晰傳遞、開放的溝通管道和積極傾聽，確保所有成員能理解和參與決策過程。

四、社會學習理論（Social Learning Theory）

　　社會學習理論認為，成員透過觀察和模仿他人行為來學習，這在跨專業團隊合作中尤為重要，成員可透過觀察其他專業人員的工作方式，來提升技能和知識。

五、團隊動力學理論（Team Dynamics Theory）

　　團隊動力學理論研究團隊成員間的互動模式、角色分配和團隊凝聚力等因素，影響團隊的效率和合作品質。

六、角色理論（Role Theory）

　　角色理論關注成員在團隊中的角色和責任分配，強調清晰的角色界定和成員間的角色互補，以避免角色衝突和重疊。

七、衝突管理理論（Conflict Management Theory）

　　衝突管理理論探討如何有效管理和解決團隊的衝突，包括識別衝突來源、選擇適當的衝突解決策略和促進建設性的衝突解決過程。

八、跨專業教育理論（Interprofessional Education Theory）

　　強調透過教育和培訓來促進跨專業合作。跨專業教育理論認為，透過共同學習和實踐，不同專業的成員可以更好地理解和協作。

九、文化理論（Cultural Theory）

　　文化理論強調團隊成員的文化背景和價值觀，對跨專業合作的影響。這一理論認為，理解和尊重成員的文化差異是促進有效合作的關鍵。

十、情境領導理論（Situational Leadership Theory）

　　情境領導理論認為，領導者應根據團隊的具體情境和成員需求採取不同領導風格。此理論在跨專業團隊尤為重要，因不同專業背景的成員可能需要不同的支持和指導。

　　這些理論概念提供了理解和促進跨專業團隊合作的框架，幫助組織設計有效的合作策略和培訓計畫。

跨專業團隊合作的理論

系統理論

社會交換
理論

情境領導
理論

溝通理論

文化理論

**跨專業團隊合作
的理論**

社會學習
理論

跨專業
教育理論

團體動力
學理論

衝突管理
理論

角色理論

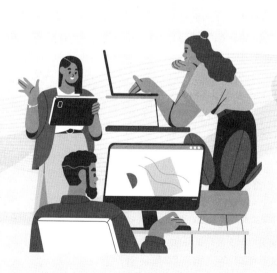

Unit **14-3**
跨專業團隊合作的模式

跨專業團隊合作的模式可根據不同目標和需求而有所不同，以下是幾種常見的跨專業團隊合作模式：

一、多專業合作模式

在這種模式下，不同專業的成員各自工作，專注於自己的領域，並在需要時分享訊息。每個專業成員都有明確的角色和職責，但協作程度相對較低。其特點包括：

（一）成員各自負責自己專業領域。

（二）訊息共享有限。

（三）協作主要透過定期會議或報告來實現。

二、跨專業合作模式

這種模式強調不同專業間的緊密合作，成員共同參與計畫和決策，目標更加一致。各專業間的界線相對模糊，成員互相支持，共同負責最終結果。其特點包括：

（一）成員共同參與決策和計畫。

（二）跨專業的角色互補和協作。

（三）強調訊息共享和集體責任。

三、超專業合作模式

在這種模式下，不同專業的成員共同工作，超越傳統的專業界線，創造新的工作方式和知識。這種模式通常需高度的信任和靈活性，成員共同學習和適應。其特點包括：

（一）成員之間的角色界線模糊。

（二）創新和整合新的知識和技能。

（三）高度協作和靈活的工作方式。

四、協作式網絡

這種模式適用於大型或分散的團隊，透過協作技術和平臺來實現跨專業合作。成員可來自不同的組織或地區，透過虛擬會議、共享文件和協作工具進行合作。其特點包括：

（一）使用協作技術促進遠距合作。

（二）成員來自不同組織或地區。

（三）靈活的工作安排和訊息共享。

五、服務使用者中心模式

這種模式特別適用於醫療和社會服務領域，強調以患者或服務對象爲中心的跨專業合作。各專業成員圍繞服務對象的需求和目標進行合作，提供綜合服務。其特點包括：

（一）以服務對象的需求和目標爲中心。

（二）各專業成員緊密合作，提供綜合服務。

（三）強調整體的服務體驗和效果。

六、教育型跨專業合作模式

這種模式在教育和培訓領域應用廣泛，不同專業背景的學生或學員共同學習和實踐，模擬眞實的跨專業合作情境，培養他們的協作能力。其特點包括：

（一）學生或學員來自不同專業背景。

（二）透過共同學習和實踐，培養協作能力。

（三）模擬眞實的跨專業合作情境。

這些模式各有優缺點，選擇適合的模式需要根據具體的合作目標、成員專業背景、組織結構和資源情況來決定。

跨專業團隊合作的模式

模式	特點
多專業合作模式	• 成員各自負責自己的專業領域。 • 訊息共享有限。 • 協作主要透過定期會議或報告來實現。
跨專業合作模式	• 成員共同參與決策和計畫。 • 跨專業的角色互補和協作。 • 強調訊息共享和集體責任。
超專業合作模式	• 成員之間的角色界線模糊。 • 創新和整合新的知識和技能。 • 高度協作和靈活的工作方式。
協作式網絡	• 使用協作技術促進遠距合作。 • 成員來自不同組織或地區。 • 靈活的工作安排和訊息共享。
服務使用者中心模式	• 以服務對象的需求和目標為中心。 • 各專業成員緊密合作，提供綜合服務。 • 強調整體的服務體驗和效果。
教育型跨專業合作模式	• 學生或學員來自不同專業背景。 • 透過共同學習和實踐，培養協作能力。 • 模擬真實的跨專業合作情境。

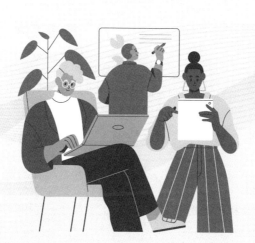

Unit 14-4
長照機構中跨專業團隊合作的議題

在長期照顧設施中，跨專業團隊合作是提供全面且高品質照顧的關鍵因素。這種合作涵蓋了醫療、護理、復健、社會服務、心理健康和其他專業人員的共同努力，以滿足個別照顧對象的多方面需求。以下是關於長期照顧設施跨專業團隊合作的主要議題：

一、團隊組成與角色定義

確保團隊中包括適當的專業角色（如醫生、護士、社會工作師、物理治療師、職業治療師等），並且每個成員的職責和角色都很清楚明確，是有效合作的基礎。角色重疊或不明確，可能導致工作效率低下和照顧品質下降。

二、溝通與訊息共享

在跨專業團隊中，有效的溝通是必不可少的。需有機制地確保訊息的即時和準確傳遞，如定期會議、共享電子健康記錄和即時通訊工具。訊息不對稱或溝通不良，會妨礙團隊作出一致的決策和提供連貫的照顧。

三、共同決策

在跨專業團隊中，應鼓勵團隊成員共同參與決策過程，特別是在制定照顧計畫和處理複雜情況時。這不僅能增強團隊合作，還能確保照顧計畫綜合各方的專業意見和知識。

四、尊重與信任

建立相互尊重和信任的文化，對於跨專業團隊的成功至關重要。每個團隊成員都應感受到他們的專業知識被重視，且他們對照顧計畫的貢獻受到認可。

五、培訓與專業發展

提供跨專業教育和培訓，可增強團隊成員間的理解和合作。了解其他專業的工作方式和挑戰，有助於促進更有效的團隊合作。

六、衝突解決

跨專業團隊可能會遇到不同的意見和衝突，應該有明確的機制來處理和解決這些衝突，以保護團隊的合作精神和工作氛圍。

七、文化與價值觀

不同的文化和價值觀，可能影響團隊成員的工作方式和決策。認識並尊重這些差異，對於維持團隊和諧與有效性至關重要。

八、技術支持

使用適當的技術工具可支持跨專業團隊的合作，如電子健康記錄和協作平臺，這些工具可幫助團隊成員有效地共享訊息和協同工作。

針對這些議題，長期照顧機構應制定策略和程序，以促進團隊成員間的合作和提升照顧品質。這不僅能夠改善服務對象的照顧效果，還能提升工作人員的職業滿意度和職業生涯發展。

長照機構中跨專業團隊合作的議題

團隊組成
與角色
定義

技術支持

溝通與
訊息共享

文化與
價值觀

長照機構中跨專業
團隊合作的議題

共同決策

衝突解決

尊重與信任

培訓與專業
發展

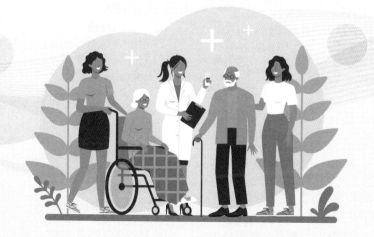

Unit 14-5
長照機構中跨專業團隊合作的挑戰

在長期照顧機構中，跨專業合作挑戰可能來自多方面。以下是一些常見的挑戰及其潛在影響：

一、溝通障礙

（一）**挑戰**：不同專業之間可能存在的溝通困難，包括專業術語的差異、訊息傳遞被干擾，以及溝通管道的不一致。

（二）**影響**：溝通不良會導致訊息錯誤或延遲，進而影響照顧品質和決策的有效性。

二、角色和責任不明確

（一）**挑戰**：團隊成員的職責和角色如果不清晰，可能會導致工作重疊或被忽視。

（二）**影響**：這會增加工作的複雜性和壓力，降低團隊的工作效率和合作效果。

三、文化差異

（一）**挑戰**：不同專業背景和個人的文化差異，可能會影響團隊成員的合作方式和溝通模式。

（二）**影響**：文化差異可能導致誤解和衝突，妨礙團隊的協同工作。

四、缺乏信任

（一）**挑戰**：團隊成員之間如果缺乏信任，可能會影響合作的順暢度和效果。

（二）**影響**：缺乏信任會導致成員不願意分享訊息或承擔責任，削弱團隊的凝聚力和合作效率。

五、資源不足

（一）**挑戰**：長期照顧機構可能面臨人力、物力和財力資源的限制，這會影響跨專業合作的實施。

（二）**影響**：資源不足會導致工作過量、壓力增加，並限制專業人員進行有效的合作和交流。

六、教育和培訓不足

（一）**挑戰**：跨專業合作需要專業人員具備相關的知識和技能，但培訓機會和資源可能有限。

（二）**影響**：缺乏專業培訓會導致團隊成員對其他專業的理解不足，影響合作效果。

七、組織結構和政策障礙

（一）**挑戰**：機構的組織結構和政策可能不支持跨專業合作，如缺乏協作平臺或激勵機制。

（二）**影響**：不支持的組織環境會限制跨專業合作的實施，削弱團隊的工作效果。

八、時間壓力

（一）**挑戰**：長期照顧中的時間壓力，可能使得跨專業合作的溝通和協調時間不足。

（二）**影響**：時間壓力會導致決策過程匆忙，影響照顧計畫的品質和實施效果。

九、管理和領導問題

（一）**挑戰**：管理層和領導者如果不支持或不理解跨專業合作的重要性，可能會阻礙合作的推進。

（二）**影響**：缺乏有效的領導，會削弱團隊的協作動力和整體效能。

十、衝突管理

（一）**挑戰**：不同專業之間的意見分歧和衝突是不可避免的，但如果缺乏有效的衝突管理機制，這些衝突會對團隊合作造成負面影響。

（二）**影響**：未能有效管理衝突會導致團隊內部緊張，影響合作關係和工作環境。

面對這些挑戰，長期照顧機構需要制定具體的策略和措施，例如：提供跨專業培訓、建立清晰的角色和責任分配、促進開放的溝通文化、提供足夠的資源和技術支持，以及設置有效的管理和激勵機制，以促進跨專業團隊合作的成功實施。

長照機構中跨專業團隊合作的挑戰

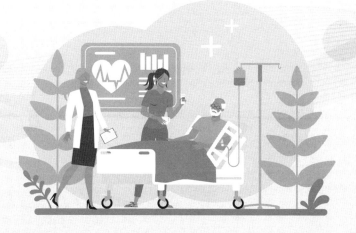

溝通障礙

角色和責任不明確

衝突管理

文化差異

管理和領導問題

長照機構中跨專業團隊合作的挑戰

時間壓力

缺乏信任

組織結構和政策障礙

資源不足

教育和培訓不足

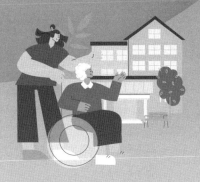

第 15 章

新興議題：長期照顧的創新整合

章節體系架構

Unit 15-1
長期照顧的創新轉型

2016年長照2.0政策推動後，因為高齡社會議題逐漸受到社會各領域的關注，而產生許多驅力，驅使長照服務逐漸走向創新轉型的方向，而這些驅力可大致歸結為：

一、長照納入預防及延緩失能的服務

2016年長照2.0政策推動後，希望透過建立各地區的「社區整體照顧模式」，完善臺灣在地化的長照資源。長照服務也從過去以失能為主要的照顧對象，向前延伸到健康、亞健康的照顧對象，將整體的服務往前延伸到預防及延緩失能的服務項目上，並將預防及延緩失能的照顧資源建置在社區端，藉此提供社區內健康、亞健康老人照顧服務，延緩其進入失能需要被照顧的狀態。

二、長照服務模式的轉變

長照政策目標對象與服務項目的擴大，也讓長照服務的提供需要仰賴更多元的組織共同參與其中。過去在長照1.0時代，服務都是由長照服務單位直接進入個案家中提供服務；但在長照2.0時代後，長照服務單位不僅需要直接進入個案家中提供服務，甚至要開始與區域內的各式長照服務組織與單位，形成跨領域間的相互合作關係，其中改變最大的就在於需要開始與社區組織進行合作，這完全是在過去長照1.0時代所沒有遇過的型態，這也讓長照2.0政策下的服務組織，需要重新調整服務提供與資源連結的方式。

三、服務提供組織的多元化發展

同時因為高齡社會的人口驅力下，因應高齡需求而產生的服務組織越來越多，提供的服務項目也越來越多元，不僅是提供照顧服務的產業，透過產業化的創新轉型，提升照顧服務人力的薪資福利，同時導入數位科技的運用，讓整體長照產業走向更加多元、豐富的服務樣態。許多非營利組織也因應此一趨勢，逐漸調整組織過去的服務模式，希望能夠發展更多創新服務內容，以滿足在地的照顧需求，而不要被長照2.0的17項服務項目所局限。

四、國際高齡議題創新發展的影響

全球因應高齡社會浪潮，許多已開發國家為了因應國家人口老化的問題，無不推動許多創新的照顧政策模式，如共生社區照顧模式、地方創生政策，希望透過政府政策引導，吸引更多在地組織連結在地資源，來解決在地的高齡照顧議題。在這樣的政策發展脈絡下，社會創新的概念在不少國家中發展，也讓高齡照顧的領域中，發展出許多具有創意的服務模式，而這樣的發展浪潮，也在臺灣開始發酵。近年許多以解決高齡問題為出發的社會企業，就是跟隨已開發國家的解決社會問題模式，嘗試以社會創新的方式來提出高齡社會需求的服務解方。

長照服務的創新轉型

長照1.0的照顧服務模式

長照專業服務
組織

→ 服務提供

被照顧者
被照顧者家屬

創新
轉型

影響因素

1. 長照納入預防及延緩失能的服務。
2. 長照服務模式轉變。
3. 服務提供組織的多元化發展。
4. 國際高齡議題創新發展的影響。

長照2.0的照顧服務模式

長照專業服務
組織

社區組織

企業

合作社

社會企業

服務提供

被照顧者
被照顧者家屬

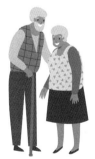

Unit 15-2
高齡社會的整合照顧模式

高齡人口的照顧議題，不僅關注在醫療照顧與長期照顧資源上，同時，關注高齡人口於社區生活中的「生活照顧議題」，也成為未來高齡社會的重要關鍵課題。醫療照顧體系在健康保險制度的推動下，全臺各地的醫療照顧資源布建得相當完善，縱使在偏鄉離島地區，也有基層醫療資源的分布。長期照顧資源則在2007年長照1.0政策推動開始，全臺各地陸續有長照資源的出現，雖然現行在許多偏鄉離島地區，長照資源仍舊不足，但在政府政策資源的投注下，未來幾年長照資源也將遍地開花。

然而，醫療照顧與長期照顧都是在民眾面臨到照顧需求時才會使用的資源，但多數民眾在進入高齡生活後，仍是健康、亞健康的狀態，如何針對這群健康、亞健康的民眾，於社區內發展生活照顧服務，也成為能否實踐「在地老化」政策目標的重要關鍵。此外，社區中的生活照顧服務，如何與醫療照顧及長期照顧服務相互銜接整合，也成為各個服務體系能否產生跨域間合作的重要課題。

在前述的趨勢，以及未來高齡人口比例逐漸增多的情形下，建構在地化的整合照顧服務模式，就成為臺灣未來因應高齡議題所需思考的重要關鍵。這其中所需思考的服務整合議題，包含：

一、失能者的醫療與長照的服務銜接

因生理疾病接受醫療照護完成急性治療後，如果病患無法有生活自理能力，就需要進入長期照顧體系接受服務。長照2.0政策中積極建置「出院準備服務」，希望能夠提供有長照需求者，在出院後能夠銜接長照服務。而現行出院準備服務多是以醫院個管師擔任主要服務評估角色，個管師能否充分掌握區域內的照顧資源連結，就成為服務能否順利銜接的重要關鍵。

二、以被照顧者為核心的照顧服務計畫

「一條龍」的照顧服務計畫，主要指長照A個管單位在擬訂照顧計畫時，多以自己機構所提供的服務為主，來為被照顧者擬訂照顧計畫，也就是「一條龍」的服務計畫。這樣的計畫擬訂方式，最常被批評的是A單位的個管師，是否忽略被照顧者的權益，而改以組織自身利益來思考照顧計畫，無法提供被照顧者最佳的照顧計畫，也忽略區域內照顧服務整合的專業性。

三、預防照顧與醫療照顧、長期照顧服務間的整合

長照2.0政策推動後，積極透過社區端的據點建置，建構預防照顧的服務模式，並透過預防及延緩失能照護方案的推動，將預防照顧服務資源帶入社區場域中，協助社區提供預防照顧的服務。然而，雖然都同屬在長照2.0政策下，但預防照顧的相關服務，與醫療照顧、長期照顧體系並無實質串聯，也形成長照服務體系中，跨專業間無法整合的問題，雖然有政策服務進入，但服務間無法銜接起最佳的政策成效。

四、跨專業團隊間的服務整合

長照服務涉及到許多不同專業的服務，包含醫療、護理、社工、照服、物治、職治、樂齡、公衛等專業，但在整體的照顧體系中，雖然有許多跨專業共同投入服務，但是跨專業間的整合機制始終尚未建構。這也導致在一個鄉鎮市

區內，雖然有許多服務團隊，但是跨專業的整合機制並無發展，也讓區域內的服務成效無法產生整合後的綜效。

因此，在面對高齡服務體系中的跨專業整合問題時，如何在鄉鎮市區內發展整合照顧模式，充分銜接醫療、長照、生活照顧的各項服務模式，就成為能否實踐在地老化政策目標的關鍵。從南投縣埔里鎮自2017年以來，推動區域服務整合的經驗來看，跨專業團隊間的整合需要透過不同的治理工具來實踐，包含：跨專業團隊的共學機制、跨組織的個案研討、區域治理平臺的建立、資訊系統的建置等，才能夠有效建構區域的整合照顧服務模式。

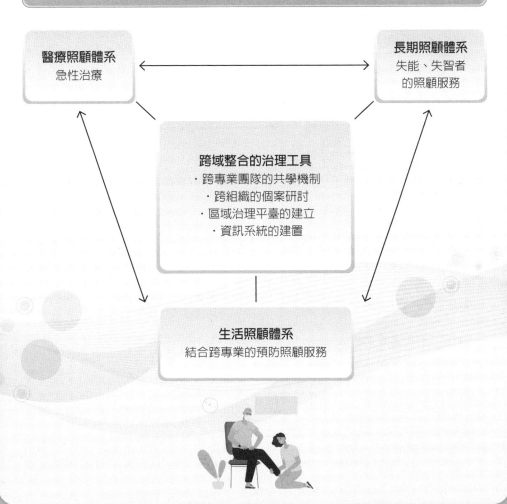

以區域為範圍的高齡社會整合照顧模式

醫療照顧體系
急性治療

長期照顧體系
失能、失智者的照顧服務

跨域整合的治理工具
・跨專業團隊的共學機制
・跨組織的個案研討
・區域治理平臺的建立
・資訊系統的建置

生活照顧體系
結合跨專業的預防照顧服務

Unit 15-3
高齡照顧的人才培育機制

長照體系主要涉及的專業人才領域，包括：醫療、護理、社工、照服、物治、職治、樂齡等專業，其中醫療、護理、社工、物治、職治、公衛是屬於專業教育，需要取得相關學歷才能從事相關專業服務。而照服、樂齡的專業則較特別，是透過社會教育的方式，也就是由相關主辦訓練的機構，開辦課程提供有興趣之民眾參與，完成訓練取得證照或認證後，就能夠投入照顧服務，與前述幾個專業教育需要擁有大專相關系所，取得專業的學歷證明，是分屬不同的培育機制。

此外，投入長照服務領域後，除原本的基礎專業能力外，長照服務領域則規範相關服務年資，及需要經過繼續教育訓練的課程，累積年資或累積一定教育積分後，才能進階擔任督導、個管師等進階的長照管理工作。長照領域對於照顧服務區塊的人才培育，已有一定的規範及培訓機制。

然而，當長照2.0政策開始投入資源進入預防照顧體系，加上高齡社會的多元化需求，驅使更多跨專業的人才投入高齡領域後，高齡照顧的人才培育，不僅需過往照顧服務的專業人才培訓，更需進一步發展多元化的人才培育機制，如：

一、社區工作的專業人才

長照2.0政策投入許多資源進到社區中，希望於社區場域建立預防及延緩失能的相關服務。然而，社區多是由民眾以志願性質成立發展協會，再由協會承辦各項政策方案，但民眾多數對於社區工作、照顧服務、高齡議題並不熟悉，如何帶領社區建置預防照顧的相關服務，並無過去的專業基礎，這也讓許多社區工作者對於辦理相關服務感到卻步。因此，在人才的培育機制上，需要進一步針對社區工作者進行相關知能的專業培訓。

二、跨領域合作的專業人才

長照領域涉及到多元專業的團隊，尤其在同一個服務場域中，除了組織內部的跨專業合作外，更涉及與其他不同專業組織間，及社區組織的相互合作。如何建立體系的跨專業合作人才，成為各個不同專業團隊間能否相互合作、溝通協調的重要關鍵，也是各項不同專業服務能夠順利串聯整合的重要關鍵。

三、預防照顧師資的培養機制

長照2.0政策推動後，許多預防照顧的課程開始陸續進入社區中辦理，尤其在巷弄長照站及失智社區據點快速布建後，相關據點的師資養成、師資來源、課程品質、課程規範等都無相關規範，導致辦理的社區組織，對於相關課程老師的安排與師資找尋上都面臨挑戰。政策目標上積極期待在社區端能夠建構預防照顧的體系，但對於預防照顧體系中，各類課程的品質及師資的人才培訓上，未來也是需要積極著墨發展的重點之一。

四、高齡產業化發展的人才

高齡社會下許多產業都積極投入高齡議題中，希望針對高齡議題下的需求發展各項產業創新的可能性。此外，長照服務組織也因為長照給付制後，積極期待組織能夠走向產業化的方向。然而，在高齡議題產業化的過程中，多數都是以長照相關專業為主要投入的人才，而這些專業過

去並無產業經營管理的相關訓練，是否有足夠能力協助組織走向產業化，是一大挑戰。其次，產業界所培訓的人才，則是較多關注在一般企業經營管理的面向，但高齡議題牽涉到服務人員及部分社會福利的議題，不是完全的市場化概念，是否適合以全然市場化的背景來推動產業化，是另一大挑戰。

對於高齡社會議題的產業化，或許是未來因應高齡社會現象的重要方向，但對於過往專業體系全然沒有碰觸的議題，如何發展出適合產業化方向所需要的專業人才，也是未來高齡照顧議題下，人才培育的重要發展方向之一。

高齡照顧的人才培育機制

長照專業人才培訓	高齡社會的多元人才培訓
大專院校相關科系	社區工作的專業人才
照服、樂齡職業教育	跨領域合作的專業人才
長照專業進階教育	預防照顧師資的培養機制
	高齡產業化發展的人才

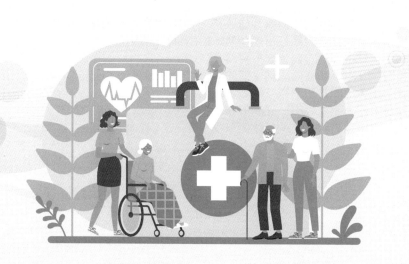

Unit 15-4
長照的網絡治理新型態

　　「治理」是當代公共服務提供的重要概念，將政府權力往外轉移至私部門，透過公私夥伴關係的方式，讓民間部門共同參與政府的公共服務，形成政策網絡型態。當代的許多社會議題中，包含：經濟發展、教育、健康照顧、貧窮議題、社區能力建構與環境永續等的議題中，都需要社會中多元組織的相互合作，形成網絡治理關係，共同來解決社會上所面臨的相關問題。

　　長照政策自2007年1.0推動時代，就以福利多元主義的型態，為主要的政策推動方式，服務項目由政府委外給民間部門辦理，這樣的服務型態也延續到長照2.0的政策中；也就是讓長照政策走向「治理」的模式，由政府、NPO、企業、社區共同組成長照的服務網絡，透過網絡治理的型態，來提供被照顧者所需要的服務。

　　長照政策自推動以來，始終存在衛政與社政部門間整合的議題，2016年更是進一步希望連結在地組織共建服務資源網絡，建立長照的網絡治理型態，也讓參與在網絡中的行為者變得更為多元且複雜，其中以「社區」為主體的服務模式，讓各地的長照網絡可能因當地社區能量不同，而產生不一樣的服務網絡樣態，也增添長照網絡執行的困難程度。

　　有鑑於長照服務網絡的多元性與複雜性，網絡中的行為者如何透過資源網絡的建構，強化福利服務專業和機構間的整合、協力、合作、團隊和夥伴關係，已經成為實踐政策目標的不二法門。也因為長照政策網絡涉及不同專業組織的合作，且每個區域所擁有的資源不同，往往讓長照的服務於在地實踐的過程中，成為具有彈性化、多元化、個殊化的網絡治理特性。

　　因為長照網絡的獨特治理模式，在網絡中必須要創造出清楚、獨特的價值，連結各部門及地方民眾共同參與，形成相互協助、合作的組織，而信任、互惠與互助、分享行為的規範、分享承諾、正式與非正式的社會網絡、有效的資訊管道皆為網絡的重要構成要素，這些要素能夠強力連結部門間的關係，並允許組織需求的聲音發出來，建立一個普遍的組織價值，每一個網絡都要能夠實踐前述治理特質，才能夠建構起在地化的長照網絡治理運作，形成各個組織間的綿密合作關係，以提供符合在地需求的長照服務。

長照的網絡治理新型態

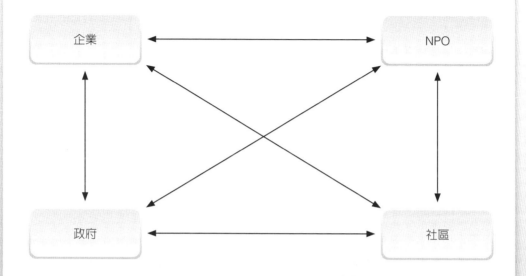

企業 ⟷ NPO

政府 ⟷ 社區

網絡中合作治理的影響因素
1 共享目標
2 領導團隊
3 成員參與機制
4 夥伴多元性
5 合作治理的激勵機制
6 網絡文化

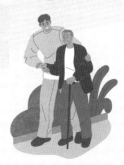

Unit **15-5**
長照網絡的跨部門合作治理

　　誠如前一節所討論到長照服務的網絡治理樣態，因為具有彈性化、多元化、個殊化的網絡治理特性，也讓長照網絡的運轉變得更加困難，因為需要連結更多元的資源、協調更多元的組織、整合不同專業，才能夠讓網絡順利運轉，並提供符合在地需求的服務內容。這也讓長照網絡內，各個參與其中的組織需要面臨如何進行跨部門合作治理的課題。

　　在網絡的合作治理動態結構中，參與成員能否順利合作的關鍵因素，在於並非單純是以交易成本來作為考量，而是會考量到在目標價值底下，所可能產生的合作治理效益是什麼，並透過建立組織的「合作平臺」，讓參與者在平臺中進行學習、教導，以及與組織內部和外部合作夥伴的協調，來建立跨組織間的合作關係。

　　長照網絡因為主要關注的是高齡議題的照顧需求，其目的是希望透過網絡平臺的合作，讓網絡內的多元組織相互合作，以促進公共利益與福祉而在網絡的平臺中，產生合作關係，而這樣的平臺在跨域治理理論中，被歸納為「社會部門型的平臺」。此類型的平臺運作包含若干重點：
　　1. 共享合作的目標；
　　2. 具備整合特質的領導團隊；
　　3. 成員的參與公平性；
　　4. 夥伴間的多元性；
　　5. 參與合作治理的激勵機制；
　　6. 有利於合作的網絡文化。

　　跨組織間的合作關係如果能夠在前述的平臺基礎上，產生良好的合作關係，則網絡治理的成效就會較佳，同時也會影響網絡的結構，往有利於合作關係進行的方向轉變。

　　於每一個區域的長照網絡中，搭建一個社會部門型的平臺，讓參與在網絡中的組織，透過平臺進行溝通合作、整合與媒合資源、經營網絡的社會資本信任關係，將會有助於在地的長照網絡，建構與整合符合在地需求的照顧服務，提供更符合個案需求的照顧計畫。

　　面對高齡社會的現象，網絡治理的模式成為歐日國家急欲尋找與創建的課題，如：德國的共生社區模式、英國的 **Groundwork**、日本的街中咖啡館等模式，都是希望透過在地網絡的建構，重新連結在地正式、非正式資源，提供滿足在地民眾需求的照顧服務，而從前述的國外經驗中，都可發現建構在地服務網絡時，於網絡中搭建一個跨部門合作平臺，將有助於在地網絡的運作，以提供更多滿足需求的創新服務體系。

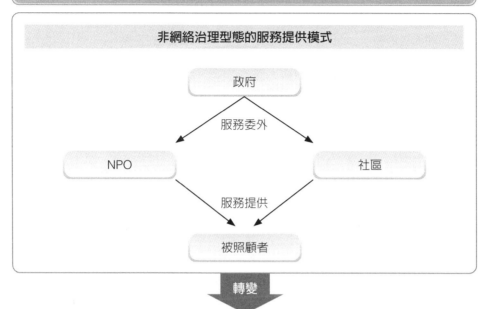

長照網絡的跨部門合作治理

非網絡治理型態的服務提供模式

政府

服務委外

NPO

社區

服務提供

被照顧者

轉變

網絡治理型態的服務提供模式

政府

服務委外

NPO

企業

社區

跨界合作

資源整合

社會部門型
平臺

服務提供

被照顧者

Unit **15-6**
長照網絡的運轉關鍵因素

　　不同於一般對於體制運作的論述，網絡治理的發展關注於體制的多元化、分散化、彈性化等要素，重點在於治理體制的形成是要解決在地的問題與人們的需求為出發點。也因此，治理體制的論述，不同於過去的市場體制與科層體制的論述方式，網絡治理強調網絡中行為者之間的互補優勢，行為者間是相互依賴依存的關係，透過互補的關係，補足網絡中每一個行為者不足之處，也充分善用網絡中每一位行為者的長處，共同建構網絡的治理體制。

　　而網絡中的每一個行為者，彼此之間講求互惠、信任及互利共存的關係，透過信任關係的建構，達到相同的網絡價值形塑，進而透過資源交換的方式，分享各自能夠在網絡中付出與貢獻之處，共同解決網絡形成時所要解決的問題與需求。在前述的網絡治理特性中，其主要是融合了多元行為者於政策過程中，一同參與政策的制定與執行的過程，其精髓在於建立與凝聚多元行為者間的共識，創造行為者參與網絡的共同價值信仰，形成網絡建構與運轉的重要促進元素，讓網絡能夠順利形成治理體制。

　　網絡治理強調網絡中行為者間的信任及互賴關係，並藉以建構網絡間的夥伴關係，共同實現互惠與合作的目標。而網絡治理的特徵總括來說，包括：

1. 網絡由行為者所組織而成；
2. 組織間的互賴；
3. 網絡成員間持續的互動，互動關係是建立在網絡間的交換資源及共享目標；
4. 互動關係植基於行為者間協調達成的信任與規則；
5. 網絡不需對國家及政府負責，是自我組織而成，具有高度自主性；
6. 網絡重視社會資本的形成與累積，由信任、規範、網絡所構成。

　　因為網絡治理具備多元行為者參與其中的特性，也讓網絡有不同的狀態與關係的形成。在探討一個體制的網絡治理模式時，需要找出網絡的密集程度、網絡的中心在哪裡、什麼是網絡中對等的結構及有多少的派系在網絡中，來評估網絡之間的關係。具備信任基礎的協力模式是網絡治理的關鍵所在，有助於資源的集中化與運用的有效化（江大樹等，2014：6），而夥伴關係是網絡治理的基本形式，這樣的形式並非僅止於一般的資源交換，它需要部門或機構間的協力（collaboration）。

三種治理模型比較：市場、科層體制與網絡

	市場	科層體制	網絡
規範的基礎	契約－所有權	固定關係	互補優勢
溝通工具	價格	例行規則	關係
解決衝突的方法	討價還價	行政命令 監督	講求互惠原則 強調彼此信任
彈性化程度	高度	低度	中度
承諾度	低度	中度	高度
組織氛圍	嚴肅和（或）多疑	正式的、官僚的	開放式的、 互利共存的
行動者的偏好 或選擇	獨立自主	依賴	相互依賴

資料來源：轉引自江大樹，2006：9。

長照網絡的運作要素

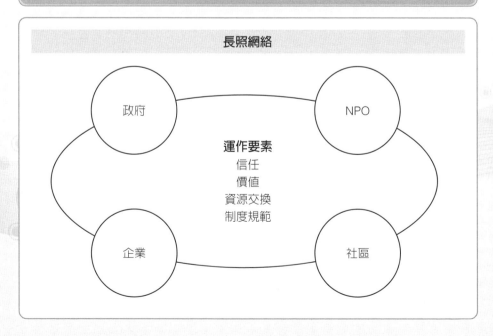

長照網絡

政府　　NPO

運作要素
信任
價值
資源交換
制度規範

企業　　社區

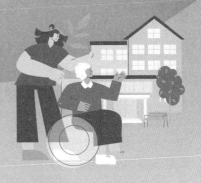

第 **16** 章

新興議題：長期照顧與社會設計

●●●●●●●●●●●●●●●●●●●●●●●●● 章節體系架構 ▼

Unit **16-1**
社會設計的基本概念

因應高齡社會發展，高齡者的生活需求不僅需要透過政府的政策直接介入，協助失能、失智的高齡族群，能夠獲得好的長期照顧服務。同時，對於生活在社區中的健康、亞健康老人，如何提供其在地老化的相關服務措施，成為世界各個面臨高齡課題的先進國家，所急欲關注與處理的重要議題。德國、日本近年以「共生社區」的概念，席捲我國的高齡照顧領域，如何重新回到社區內，專注於生活在社區內長輩的需求，連結在地資源滿足其需求，成為德國、日本急欲建構的「社區整體照顧模式」。

從德國與日本的共生社區照顧模式觀之，其主要是期待社區內的專業工作者，可以重新關注民眾的需求，服務的發展不是從政策端或是服務供給端出發，而是必須由在地社區民眾的需求出發，如此方能發展出解決在地需求的在地化服務資源網絡。而這樣的觀念，其所關注的就是專業工作者面對多元需求的高齡社會時，必須要將社會設計的思維帶入其專業工作中，不僅關注在設計出回應重要問題的服務外，也關注創造出一個能夠培力利害關係人共同回應問題的環境，讓利害關係人一起具備解決問題的能力。社會設計主要含括三個核心概念，分別為：

一、共同創造價值

因為當代社會面臨許多複雜的議題，需要以透過「共創價值（value co-creation）」的方式來解決，此方式是設計解決社會議題的重要關鍵因素，因為在此方法中需要透過利害關係人間發展出信任關係，並對於共同要解決的議題、服務設計過程、服務方式皆須產生共識，而一旦共識產生，社會設計的價值就共同創造而成，在後續的行動推動就會產生堅實的網絡關係。

二、參與式設計

設計的發動者必須從方案的起始階段，就培力參與者參與在方案的設計過程中，讓參與者能夠表達其知識與價值；同時，設計發動者也要促進方案設計過程中不同方法間的相互連結，其目的在於希望能夠設計一個永續發展的服務方案。

三、創新解決方法

「舊的道路走不到新地方」這是社會設計的核心價值，正因為過去存在的舊有問題，用過去的方法解決不了，所以社會設計期待每一位運用此觀念的專業工作者，能夠跳脫既有的框架架構，與服務提供者共同回到使用者的需求上，找尋能夠滿足使用者需求的新方法。

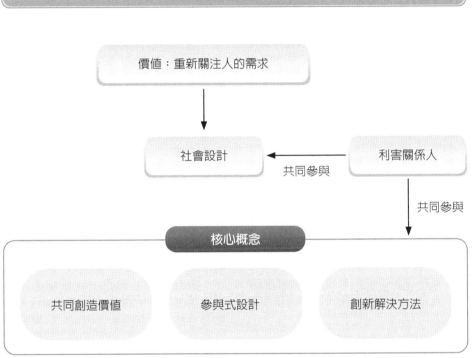

社會設計的核心概念

價值：重新關注人的需求

↓

社會設計 ← 利害關係人

共同參與

共同參與

核心概念

共同創造價值　　參與式設計　　創新解決方法

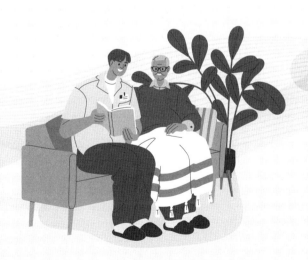

Unit 16-2
何謂社會創新

社會創新關注的重點在於「如何用新方法，解決老問題」，面對全球資本主義市場經濟所帶來的衝擊與影響，許多因為資本主義市場所帶來的問題，無法用過去市場解決一切的方式來因應，而是需要重新思考如何開闢一條新的途徑，來因應存在於社會中的多元化問題與需求。

社會創新承襲社會設計的思維脈絡，期待服務提供者能更深切地思考服務使用者的需求，以及其需求背後的原因，能洞察（insight）每個需求背後的成因，進一步探索需求背後的價值，進而重新找出解決問題與滿足需求的新方法。

以社會創新思考邏輯所產出的服務方案或商品，通常會使用三個原則來做檢視：

一、需求性（Desirability）

如何探索使用者背後的價值取向，服務提供者在檢視服務使用者需求時，是看到了「誰」的需求，是使用者自身的需求，或是服務提供者為使用者創造出來的需求，這是兩個不同層次的問題，服務提供者必須拋開自己的專業本位立場，重新探索與檢視使用者需求產生背後的價值為何，如此才能夠洞察出需求背後的真正成因。

二、可行性（Feasibility）

確立使用者的需求及其需求背後的價值後，服務提供者需要進一步思考，本身的專業知識與技能，能否滿足使用者的需求。在解決使用者需求上，服務提供者需要擁有哪些專業技術與知能，而現行的技術與知能是否足夠滿足需求，抑或是需要精進自身的專業技術與知能。最後，確立服務提供者自身的專業知識與技能足夠滿足需求後，則服務提供者需進一步提出解決的服務方案內容。

三、存續性（Viability）

確立需求並對應服務提供者的專業知識與技能，發展出服務方案後，則需透過社會創新的第三個原則，來檢視服務方案的存續性，此原則主要關注於服務方案是否有永續發展的可行性。因此，在此原則下主要會關注的議題，包含：服務方案的經費支出由誰買單？案主使用服務方案的意願？如何確保服務方案能夠滿足案主需求？服務提供者如何確保服務能夠永續提供？等幾個議題，來作為檢視服務方案是否能存續的重要關鍵。

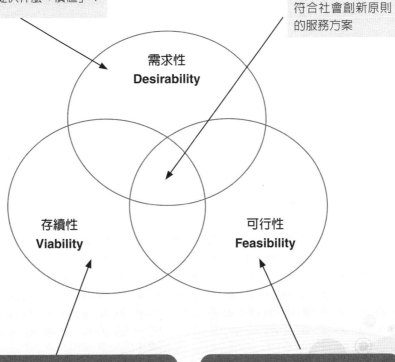

社會創新方案的檢視原則

對使用者有價值

· 看到「誰」的「需求」?
· 我要為誰提供什麼「價值」?

符合社會創新原則
的服務方案

需求性
Desirability

存續性
Viability

可行性
Feasibility

服務方案是否能夠永續

· 服務方案的經費支出會由誰買單?
· 案主是否願意使用服務方案?
· 如何確認服務方案能夠滿足案主需求?
· 服務提供者如何確保服務能夠永續提供?

服務技術的可行性?

· 使用什麼技術與資源?
· 技術與資源是否具有可及性?
· 技術與資源如何解決問題或需求?
· 服務技術如何持續精進?

Unit 16-3
社會設計的源頭追溯

社會設計的緣起是來自於使用社會工作介入的方法，作爲社會設計的模式，而這樣的模式能夠將服務設計的原則從過去以市場爲導向，轉而關注低收入或是特殊需求的人群，像是年紀、健康、失能等特殊需求。而這樣的工作方法，正是社會工作專業中三大工作方法之一的社區工作。

社區工作的發源，可以回顧1880年代Barnett夫婦接續Toynbee的行動基礎，在英國倫敦東區所展開的「牛津大學睦鄰運動」，可以視爲大學運用學院所學的專業知識，透過師生團隊投入社區行動，改變在地社區問題，並培植在地社群組織具備解決問題能力的濫觴。在牛津大學的睦鄰運動過程中，Barnett夫婦建立的「湯恩比館（Toynbee Hall）」成爲睦鄰運動過程的重要組織，大學知識分子以湯恩比館爲培力（empowerment）在地社群解決問題的重要基地，透過需求調查、教育課程設計、跨領域活動辦理的方式，將大學的知識資源帶進在地社群中，共同與在地社群組織設計方案、執行方案，進而培力在地社群具備自己解決問題的能力。

早在一百多年前的倫敦就已經在實踐社會設計的方法，將社會設計的方法帶入到社區工作中，共同與社區內的弱勢族群一起找出滿足需求的解決方案。2015年之後，日本的知名社會設計大師山崎亮，陸續出版一系列有關社會設計與社區設計的書籍，透過英國、歐洲、日本等地的案例彙整，逐步將社會設計與社區設計如何在各個社區場域中實踐的方法彙整而出。同時，也在我國的高齡照顧領域中掀起一波浪潮，各個關注高齡照顧的跨領域團隊，開始思考社會設計如何在我國的社區內實踐，進而發展出適合臺灣的本土化操作模式。

社會設計與社區設計同樣都是以社會創新爲主要核心理念，回到關注使用者需求本身，從使用者的需求進一步發展出服務方案，都是期待服務提供者能夠轉換過去本位主義的思考邏輯，以換位思考的方式探索使用者需求背後的價值意義。而兩者不同之處在於，社區設計是將社會設計運用在社區的場域中，僅限於在社區或是同一個城鎮的生活圈內，連結在地資源發展解決在地問題或需求的服務方案。

社會設計的發展脈絡

1880年代

英國倫敦的
湯恩比館

1991年代

日本引進湯恩比館的模式進行
社區工作

2010年後

「社會設計」、「社區設計」與
「社會創新」等概念，開始廣泛
被運用在「地方創生」、「高齡
照顧」、「科技領域」中。

2005年後

設計、建築領域開始關注「社會
設計」、「社區設計」與「社會
創新」等概念的實際運用。

2018年後

「社會設計」與「社區設計」
的概念，在臺灣的長照領域中
掀起浪潮，開始關注「共生社
區」的概念。

2018年5月

臺灣第一個以「社區設計」及
「共生社區」為核心概念的照
顧咖啡館，於南投縣埔里鎮成
立並運作，成為大埔里地區推
動共生社區的重要發起單位。

**臺灣本土化的操作模式，
持續進行中！**

Unit 16-4
社區設計的三階段

　　資本主義市場在人類經濟社會主宰了三百多年，也陸續產生社會、倫理、環境、文化等不同面向的問題。因此，如何重新回到人類社會的需求，思考人類的需求如何在當代社會中得到滿足，就成為關注社會設計或社區設計領域的組織及學者所在意的重要課題。

一、為什麼要關注社區設計

　　日本社區設計大師山崎亮在2018年提出，為什麼現在是需要關注社區設計的時代，主要原因有：

　　（一）**自由與安心的平衡**：因為過度的都會化後，我們生活在一個「失去地緣、血緣的社會中」，必須要重新建立人與人之間的連結。

　　（二）**城市變得寂寥的理由**：過去許多戶外活動逐漸走向室內化，導致許多社群團體逐漸被弱化，個人主義大過於社群主義，讓城市內人與間的關係變得疏離，必須打造與社群發生關係的新模式。

　　（三）**過去比較好**：因為鄉村人口外流的關係，讓許多生活在鄉村的民眾開始緬懷過去，認為過去比較好。如何打造一個城鄉間的舒適人口比例，成為新挑戰與關鍵。

　　（四）**向人口減少領先地區學習**：山地離島地區因為人口外移、資源缺乏，反而成為許多創新服務在此區域發展的優勢，如何運用山地條件，發展創新服務的優勢，便成為關鍵的課題。

　　（五）**偏重硬體設施時代的終結**：硬體建設的時代已經結束，如何活化過去興建的既有空間，在公共空間內創造新的人群連結，就成為新時代所需要進一步思索的議題。

　　（六）**與城市發生關係**：過去鄉村與城市是沒有發生關係的，但高度人口集中的都市，卻成為協助鄉村產業發展的重要關鍵。因此，需進一步思考如何讓鄉村與城市發生關係。

　　（七）**公共與社群**：公共事務的參與和社群組織的建立，是社區設計所關注的重點，社區是眾人生活的場域，社群是人與人連結的重要方式。因此，需要重新思考如何讓民眾願意參與公共事務及社群組織，才能重新建立人與人間的連結關係。

二、社區設計的三階段

　　山崎亮進一步將社區設計的概念，區分為三個階段：

　　（一）**社區設計1.0**：強調「為社區設計」（Design for Community）的公共建築，設計多由設計師、建築師、政府官員等專家學者主導。

　　（二）**社區設計2.0**：變為「和社區一起設計公共建築」（Design with Community of Public Area），由設計師與當地居民共同發想公共建築的樣貌。

　　（三）**社區設計3.0**：注重「和社區一起設計生活方式」（Design with Community of Lifestyle），設計師與居民的討論範圍從硬體擴大至軟體，例如：社區美術館的導覽應如何進行、人煙稀少的寺廟應如何活絡等企劃。

　　因應時代需求變化，社區設計概念產生不同內涵的轉變，從過去專家主導轉變為民眾參與；也從過去注重硬體建設，轉為與民眾一起打造軟體的服務。

關注社區設計的理由

目的

重新創造人與人之間的連結

| 自由與安心的平衡 | 城市變得寂寥的理由 | 過去比較好？ | 與城市發生關係 |

| 向人口減少領先地區學習 | 偏重硬體設施時代的終結 | 公共與社群 |

社區設計的三階段

專家主導 ━━━━━━━━━━▶ 民眾參與

社區設計1.0
（為社區設計）
━▶
社區設計2.0
（和社區一起設計
公共建築）
━▶
社區設計3.0
（和社區一起設計
生活方式）

注重硬體 ━━━━━━━━━━▶ 注重軟體

Unit 16-5
社區設計的操作步驟

從社區設計的發展歷程來說，主要演變在於從過去專家主導的硬體建設為主，轉變為與社區民眾一起討論參與設計生活的方式。進入到社區設計3.0時代，如何運用社區設計方法於實務工作，則需要有步驟性的程序來進行。

一、確立社區中的關鍵課題

（一）**專家團隊自我評估場域中關鍵課題**：每個協力社區推動公共事務的專家團隊，都有其專業背景，如何先從自身的專業背景中盤點社區可能遇到的關鍵課題，是專家團隊進入社區場域前所需先準備的。

（二）**實務觀察場域中的關鍵課題**：專家團隊進到社區場域中，實地觀察社區場域內所遇到的關鍵課題，是否與其團隊自身所評估的相同。

（三）**確立場域中關鍵課題並評估優先順序**：專家團隊帶著自身評估與實地場域觀察後的關鍵課題，進一步與社區領導者及民眾，共同確立場域中所需處理的課題有哪些，並為盤點的課題列出優先順序。

（四）**確立後續行動價值**：確立場域內所要處理課題的先後順序後，與社區民眾共同討論，藉以凝聚社區民眾對於後續處理課題的行動價值。

二、界定社區中關鍵行為者與資源

（一）**界定社區中關鍵行為者與資源**：每個社區都有獨特的資源與社會組織，如何從前一階段評估後的關鍵課題，延伸連結到社區內關鍵行為者與資源，成為後續能否發展解決關鍵課題服務方案的關鍵所在。

（二）**與關鍵行為者建立關係**：確立好社區內有意願參與的關鍵行為者後，團隊就需要開始與關鍵行為者建立信任關係。

（三）**引導行為者共同討論場域所面對的關鍵課題及所需的資源**：與社區內願意參與的行為者建立關係後，就需要引導行為者共同參與場域課題解決方案設計的討論，並且盤點解決方案未來所需要連結的資源，並尋求關鍵資源投入於方案中。

三、服務方案的推動

（一）**連結關鍵資源共同設計服務**：於前一階段確立服務方案發展所需要的資源後，緊接著團隊就需要連結關鍵資源，共同參與在方案的服務設計中，發展出因應解決場域關鍵課題的服務方案。

（二）**產生社區獨有的資源網絡與服務模式**：持續實踐與推動服務方案，並於行動過程中，因而產生因應社區關鍵課題，所形成的特有資源網絡與服務內容。

（三）**校準服務模式與內容**：在服務方案行動的過程中，需不斷與社區民眾、網絡內參與的行為者及團隊內部成員，溝通調整服務內容，以校準服務方案的內容，確保服務方案符合社區民眾的需求與期待。

（四）**建立服務使用規範**：在前述的服務方案推動執行穩定後，參與在社區設計服務方案的行為者，則需要共同研擬服務方案後續推動的相關規範，以確保服務方案能夠於社區內永續發展。

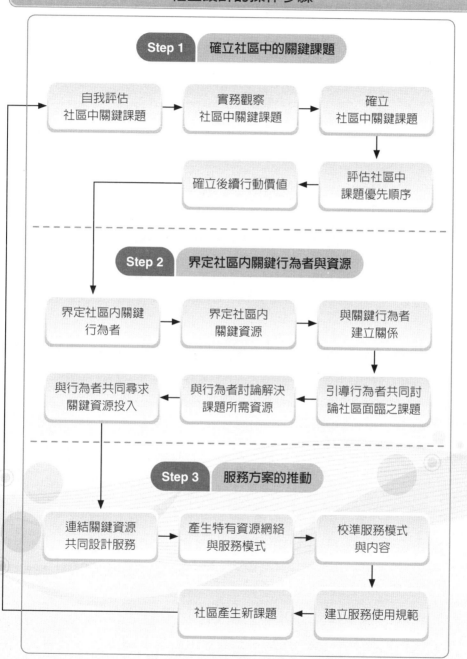

社區設計的操作步驟

Step 1 確立社區中的關鍵課題

自我評估
社區中關鍵課題 → 實務觀察
社區中關鍵課題 → 確立
社區中關鍵課題

確立後續行動價值 ← 評估社區中
課題優先順序

Step 2 界定社區內關鍵行為者與資源

界定社區內關鍵
行為者 → 界定社區內
關鍵資源 → 與關鍵行為者
建立關係

與行為者共同尋求
關鍵資源投入 ← 與行為者討論解決
課題所需資源 ← 引導行為者共同討
論社區面臨之課題

Step 3 服務方案的推動

連結關鍵資源
共同設計服務 → 產生特有資源網絡
與服務模式 → 校準服務模式
與內容

社區產生新課題 ← 建立服務使用規範

第十六章　新興議題：長期照顧與社會設計

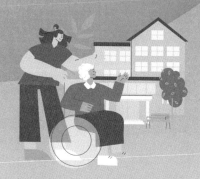

第 **17** 章

新興議題：長期照顧與共生社區

章節體系架構 ▼

Unit **17-1**
社區照顧的基本概念

「社區照顧」的概念最早源自於英國1993年推出的「聯合社區照顧計畫」政策，也是當前長期照顧與共生社區等照顧模式的核心概念緣起，其中我國長期照顧政策中的居家式服務與社區式服務，可說是社區照顧理念的具體實踐；而共生社區的照顧模式，則是由社區照顧的概念所延伸擴展而出的照顧模式。

「社區照顧」因歷經不同時代的政策發展，而對於社區照顧的發展產生不同的實踐模式。

一、在社區中照顧
（Care in the Community）

此時期的社區照顧裡面，主要是為了反應去機構化，即鼓勵那些留在醫院的被照顧者可以回到社區生活，目的在使這些被照顧者可以在社區生活，以及避免延長住在醫院。其策略主要是提供社區服務，由政府負擔提供專業人士進入社區中，提供專業服務給被照顧者。

二、由社區來照顧
（Care by the Community）

除了讓被照顧者回到社區中生活外，其認為專業服務可以由社區內的志工或專業人士，來為社區內有需求的被照顧者提供相關服務，亦即「在地人服務在地人」的思維。

三、在社區內照顧
（Care within the Community）

除了讓被照顧者回到社區中生活，以及由在地人服務在地人外，由於有些專業服務並不是社區志工所能提供（如醫療服務），因此，此觀念所倡導的是，專業機構（如小型醫療機構、小型照顧機構等）也能夠進入社區中，為社區中有需求之被照顧者提供相關服務。在社區內照顧的概念，可說是融合前述在社區中照顧及由社區來照顧的兩種模式。

從前述不同時代所演變發展的社區照顧概念，可發現我國的長期照顧政策，與社區照顧的概念有很大的相關性，主要目的都是希望藉由專業服務進入社區中，實踐在地老化的目標，讓老人能在自己熟悉的地方老化，並連結其所需的專業照顧服務進入社區中，或是由社區自己來提供服務。

社區照顧概念的演變

被照顧者	被照顧者	被照顧者

回到 → 在社區中照顧（Care in the Community）

回到 → 由社區來照顧（Care by the Community）

回到 → 在社區內照顧（Care within the Community）

在社區中照顧（Care in the Community） → 由社區來照顧（Care by the Community） → 在社區內照顧（Care within the Community）

由社區來照顧 ← 進入 ← 社區志工

在社區內照顧 ← 進入 ← 社區志工、小型機構

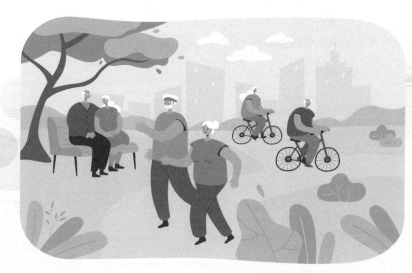

Unit 17-2
共生社區的概念源起

　　「共生社區」的概念在2011年，由德國漢堡市的亞士特多夫基督教社福基金會所提出。日本則是在2016年，提出「在地共生社會」的目標。德、日兩國是全球已開發先進國家中，最早提出共生社區概念，並且由民間組織開始實踐推動的兩個主要國家。

　　共生社區的概念，主要是希望透過在地組織發掘在地照顧需求，再由在地組織針對在地需求，進一步連結在地資源來發展出在地的服務，而這些資源的連結不僅包含過去傳統社區照顧所含括的專業照顧服務外，同時也包含在地的各項資源，由社區居民、企業組織（店家）、其他民間組織、地方政府、專業團體等共同組織共生社區的資源網絡。

　　共生社區的發展關鍵，主要在於在地推動照顧服務的組織。在提供服務的過程中，發現過去著重在照顧專業的服務，已經無法滿足在地民眾的多元化需求，在地組織必須連結在地更多元的跨領域組織，共同參與在服務網絡中，發展出屬於在地的資源網絡，如此才能滿足在地老人的照顧需求。

　　因為每個社區都是有機體，每個社區內的照顧需求不同，其擁有的資源也不同。因此，共生社區的模式高度仰賴一個在地的中介組織，在德國有共生社區管理師的角色，而在日本則是以照顧咖啡館最為著名。透過中介組織的角色，來協助評估了解在地社區的照顧需求，再由中介組織的角色，協助去開發、挖掘、媒合在地的資源，共同投入與發展滿足在地需求的服務，建構起每個獨特社區的共生社區照顧模式。

　　共生社區之所以會關注在地資源的連結，其核心關鍵在於最接近社區民眾需求的就是社區，且居住在同一社區內的人，對於社區都有一定的地緣情感，人與人間的連結強烈。也因為每個人都想要回到自己最熟悉的社區中生活，在地緣與人際間的情感基礎上，能夠讓社區一起動起來，透過社區自身的力量，打造屬於自己社區的「共生社區資源網絡」，以滿足社區內老人的照顧服務需求。

共生社區的基礎概念

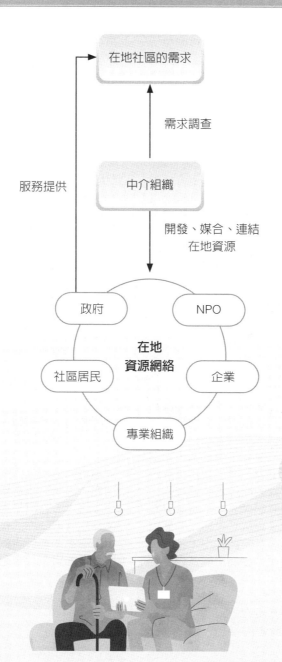

在地社區的需求

需求調查

中介組織

開發、媒合、連結
在地資源

服務提供

在地
資源網絡

政府　　NPO

社區居民　　企業

專業組織

Unit 17-3
德國的共生社區發展模式

德國的共生社區發展模式，主要是在2011年時，由位在德國漢堡市的亞士特多夫基督教社福基金會所提出。該基金會過去推動老人照顧主要都是以機構式照顧的模式居多，但在2011年開始，該基金會開始推動去機構化的方向，希望陸續減少機構的床位，回歸社區來解決照顧的問題。

亞士特多夫基督教社福基金會推動「Project Q8」的計畫，該計畫的核心目標是希望針對社區內部需要被照顧的對象，能夠透過動員社區的資源來提供照顧，該計畫的主要口號是「讓社區動起來」，認為社區是最接近民眾需求的地方，而服務不應該區分對象，從老到少只要是居住於社區內的一分子，只要有需求，就應該得到好的照顧服務。

在推動「Project Q8」計畫之初，基金會從社區需求與資源的盤點開始，邀請社區內部的居民、企業組織、民間組織、地方政府、社區領導者、專業服務團體、機構等，共同參與在需求調查的對象中，主要的目的是希望能夠找到社區內真正的需求，並且了解社區內相關資源，媒合社區資源、發展服務來解決需求。該基金會推動此計畫的過程中，也認為社區內的照顧服務，不應該只有專業的服務團隊來提供，只要是社區內的利害關係人，願意參與其中，就能夠成為服務團隊，並且發展出社區內獨特的服務模式。

亞士特多夫基督教社福基金會因應「Project Q8」計畫的推動，也發展出「社區共生管理師」的角色，希望藉由此角色能夠串聯社區資源，進行跨領域與跨組織間的資源連結及合作，跳脫原本照顧是社會福利業務的框架。而這樣的跨領域結合下，也更加凸顯出每一位被照顧者的自主性，能夠更貼切的擬訂出符合被照顧者需求的照顧服務計畫。

社區共生管理師與被照顧者共同發展照顧計畫時，須引導被照顧者思考：

一、過去我曾被幫助過的事情中，有哪些是我可以自己做的？哪些是我自己可以獨立完成的？

二、我所需要的服務，有哪些是我的家人、親友、鄰居可以幫忙的？

三、我所需要的服務，有哪些是社區內的店家或是組織可以協助的？

四、如果我所需要的服務，不是家人、親友、鄰居、社區內店家或組織可以協助的，那我會需要哪些專業人士來提供服務？

五、我可以幫助別人做什麼？

社區共生管理師在提供服務的過程中，會引導被照顧者去思考如何關注自己的需求，並且引導思考如何連結社區內或周遭的資源來協助被照顧者自己解決問題；同時，也會希望被照顧者能夠進一步思考，自己是否能夠幫助別人。社區共生管理師在與被照顧者互動的過程中，透過照顧計畫的推動，能夠關注被照顧者的自主性，是「充權」理念的充分實踐。

德國的共生社區發展模式

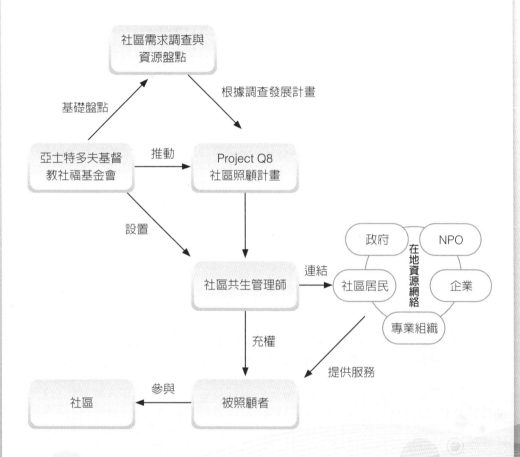

社區需求調查與資源盤點

根據調查發展計畫

基礎盤點

亞士特多夫基督教社福基金會 —推動→ Project Q8 社區照顧計畫

設置

社區共生管理師 —連結→ 社區居民

在地資源網絡
政府　NPO
社區居民
企業
專業組織

充權

提供服務

社區 ←參與— 被照顧者

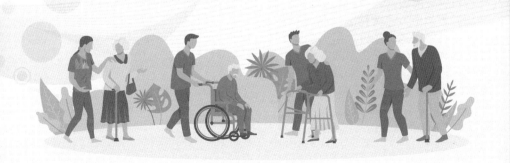

Unit 17-4
日本的共生社區發展模式

日本的共生社區發展模式，主要是與其地方創生（或稱地域振興）的政策推動有關。日本在2010年時，推動「在地整體照顧系統」的政策，主要因應鄉村地區人口外移老化之下，地方的照顧議題逐漸凸顯而出。「在地整體照顧系統」原先設定的主要照顧對象為高齡者，但後來因應地方需求的增加，逐漸擴大到身心障礙者，甚至是新手父母等。

日本雖然在政策的推動下，於各個地區逐步發展出共生社區的照顧模式，但也因為每一個區域主導共生社區的組織類型不太相同，也讓日本的共生社區模式出現很多元的型態與種類。但無論是發展出哪一種類型的共生社區照顧模式，其主要都強調「四助」，即公助、共助、互助、自助的概念。

一、**公助**：社會福利與社會保障。

二、**共助**：社會保險（醫療保險與介護保險）。

三、**互助**：社區內個人或團體相互連結支援。

四、**自助**：個人的自立支援，預防失能以及健康促進。

日本社區設計大師山崎亮於2019年出版的著作中，也彙整了日本四個著名的共生社區模式，包含：辛夷園支援中心、永源寺小隊、幸手模式、佛子園等模式，都是日本在地推動共生社區照顧模式的經典案例。

總結日本的共生社區照顧模式，可以發現基層醫護人員在日本的共生社區照顧模式發展過程中扮演重要角色，主要關鍵在於日本的在宅醫療政策，該政策讓基層醫師不僅是在診所內看診，且是會進到病患家中看診。當醫師進到病患家中看診後，就會開始發現病患所需要的服務不僅是醫療照護服務而已，而是會延伸出許多多元化的需求，而有些需求可能是正式資源所無法滿足的，因此就需要媒合在地社區的資源來協助被照顧者解決各項問題。

此外，在日本的共生社區照顧模式中，也發現有許多位在社區內的組織陸續成立，而其成立的主要目的就是希望能夠連結資源，提供社區內被照顧者所需要的服務。其中最為著名的就是在地整體照顧的幸手模式，透過照顧咖啡館的設置，作為連結社區被照顧者與服務資源的重要場所，並進一步的推動各項社區內的活動，包含：幸福救援隊、熟食配菜店、電動代步車、讀書會、園遊會等多元的服務，其主要目的就是希望能夠創造社區內部人與人間的連結，藉以發覺社區內被照顧者的需求，以及可能連結的社區資源，成為社區內發動共生社區照顧模式的重要組織。

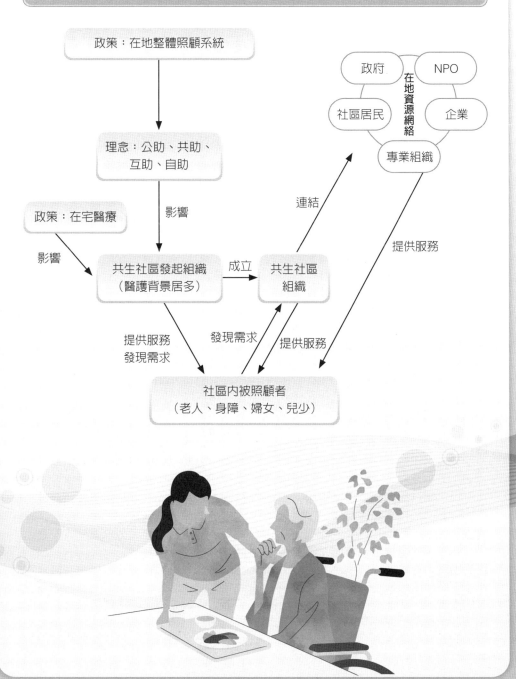

日本的共生社區發展模式

政策：在地整體照顧系統

理念：公助、共助、互助、自助

政策：在宅醫療

影響

影響

連結

政府　NPO

社區居民　企業

在地資源網絡

專業組織

提供服務

共生社區發起組織
（醫護背景居多）

成立

共生社區組織

提供服務
發現需求

發現需求

提供服務

社區內被照顧者
（老人、身障、婦女、兒少）

Unit 17-5
臺灣的共生社區發展模式

在2016年長照2.0政策推動後，無論是原本就關注社福議題的非營利組織、保險業的商業組織、科技導向的營利組織等，都在關注臺灣未來高齡化社會的照顧議題。2018年的臺東東河與南投埔里，由兩個不同的組織分別成立了以「共生社區」為願景的組織，分別在兩個鄉鎮發展具有各自特色的「本土化共生社區模式」。

一、臺東東河「都蘭診所」的共生社區照顧模式

位在臺東東河鄉的都蘭診所，由所長余尚儒醫師所發起，余尚儒醫師也是臺灣最早引進日本共生社區概念的發起者之一。因為東河鄉的地理位置偏僻，醫療資源極度缺乏，社區長輩外出就醫十分不便。因此，都蘭診所以「在宅醫療」為主要操作模式，透過醫護團隊深入被照顧者家中，提供被照顧者所需要的醫療服務。

都蘭診所不僅提供被照顧者醫療服務外，也因為社區內病患相當多元，不僅有生理上的疾病問題，往往也伴隨著心理及社會層面等多樣化的需求與問題。都蘭診所為了實踐共生社區的理念，不同於臺灣的基層診所僅有一戶的專業人力，都蘭診所更是設置社工與行政人力，希望能夠連結更多資源，來協助鄉村社區的被照顧者，能夠獲得解決其需求的服務。

然而，都蘭診所也面臨偏鄉資源匱乏的困境，在專業人力不足的情況下，也讓都蘭診所無法適時滿足社區被照顧者的需求。因此，都蘭診所發揮其全國知名度，邀請不同專業人士以「度假支援」的方式，進入到都蘭村中，協助都

蘭診所解決社區被照顧者所遇到的問題及需求。

此外，都蘭診所積極透過社區營造，於社區內設置「都蘭小客廳」，作為社區內民眾連結的場域。小客廳不定時舉辦各類健康講座，由志工協助輪班運作，逐漸銜接社區內的各項資源，發展屬於都蘭在地的共生社區模式。

二、南投埔里「厚熊咖啡」的共生社區照顧模式

位在南投埔里鎮上的厚熊咖啡館，則是由國立暨南國際大學、愚人之友基金會、埔里基督教醫院共同發起創立。三個在地組織共同建立一個新的厚熊咖啡組織，主要目的是希望借鏡德國、日本共生社區模式中，中介組織的角色，透過厚熊咖啡館的運作，成為銜接起社區內人與人、社區與社區，以及在地產業間的「互相照顧」，運用在地資源的相互連結，來解決在地社區及被照顧者所遇到的問題與需求。

厚熊咖啡館透過「社區營造」的方式，辦理各項多元化的高齡相關課程，設計符合不同年齡層及不同對象的高齡課程，希望透過教育推廣的方式，逐步將友善高齡的相關知識與概念推廣到社區民眾。同時，也辦理各項專業人才的培訓課程，協助社區解決專業照顧人力不足的問題，並辦理志工培力課程，解決社區端志願服務人力專業知能不足的問題。

其次，厚熊咖啡館也運用虛擬貨幣及資訊系統的方式，建置在地的虛擬貨幣志工人力銀行，志工提供服務累積點數後，可兌換厚熊咖啡館從社區店家、小農所媒合的商品，以及厚熊咖啡館所

辦理的課程與提供的服務，充分活絡在地的志願服務人力，實踐「在地民眾互相照顧」的理念。

最後，厚熊咖啡館則積極經營「厚熊笑狗」的公益品牌，並將此品牌打造為大埔里地區的友善高齡品牌形象。以公益品牌連結在地企業組織的商品及社區產業的產品，透過公益品牌的社會企業形象，與在地企業組織產生相互合作，共同募集區域的長照基金，以提供政府正式服務無法滿足的需求；同時，串聯社區產業協助在地社區組織募集社區自有財源，讓社區組織提供更多元的服務給社區長輩及志工。以「互相照顧」及「建構社區力量」理念，讓厚熊咖啡館成為本土化獨具特色的共生社區照顧模式。

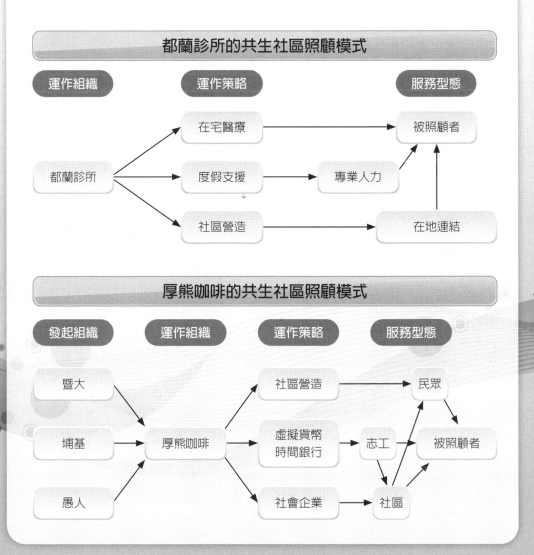

Unit 17-6
共生社區中介組織的角色與功能

圖解長期照顧經營與管理

從前述德國、日本，以及臺灣本土的共生社區照顧模式案例中，可以發現各地的共生社區照顧模式都不盡相同，主要是因為各地的問題需求與擁有的資源皆不相同，對於以在地需求為出發的共生社區模式來說，往往會因為在地需求及在地資源的不同，而可能在社區內產生不一樣的服務型態出現。

有關「共生社區的中介組織」概念，可以從以下幾個關鍵要素進行說明，包括社區培力、教育行動、資源網絡建立、夥伴關係經營和維繫社會資本等。

首先，共生社區的中介組織在「**社區培力**」方面發揮重要作用。這類中介組織的核心目標是增強社區的內在能力，使居民能夠自主解決社區問題，並且透過集體行動達到共同目標。中介組織通常透過協助社區成員發展領導力、促進參與、提供培訓和資源等方式，來支持社區的自我發展。

其次，「**教育行動**」是這些中介組織促進社區成長的重要策略。教育行動不僅僅限於傳統的學校教育，而是廣泛涵蓋社區中的各類學習機會，包括技能培訓、知識共享和意識提升活動等。透過教育，居民能夠更好地了解社區問題，並具備解決問題的工具和能力。此外，教育行動還有助於促進居民間的相互理解與合作，進一步加強社區凝聚力。

在「**資源網絡建立**」方面，中介組織的作用尤其關鍵。這些組織透過協調各種在地資源，包括政府、非營利組織

（NPO）、企業和社區居民等，來形成一個強大的支援網絡。這些資源網絡能夠有效提升社區的運作效率，確保不同利益相關者能夠共享資源，並共同解決問題。資源網絡的建立能夠提高社區在應對各種挑戰時的韌性和靈活性。

此外，「**夥伴關係經營**」也是中介組織運作的重要組成部分。透過與多方夥伴建立穩固的合作關係，包括政府部門、企業、專業組織和其他非營利組織，中介組織能夠促進資源共享、訊息交流，並且形成更廣泛的社會影響力。這些夥伴關係不僅有助於實現社區內的目標，也能夠透過外部支持來加強社區的可持續發展。

最後，共生社區的中介組織在「**維繫社會資本**」方面發揮了重要作用。社會資本是社區內的信任、網絡和規範的總和，它能夠促進合作與集體行動，增強社區的凝聚力和社會韌性。中介組織透過促進社區互動、增強居民之間的信任關係以及推動社區參與等方式，來維持並增強社會資本。當社區成員感到被信任和支持時，他們更願意參與社區活動，並共同應對挑戰。

也因為在地社區需求的多樣化，讓政府很難從單一政策來解決所有社區的問題，就必須高度仰賴地方公民社會的力量，由公民社會自己組織團隊，建立資源間相互連結的力量，形成以地方公民社會為基礎的綿密資源網絡，進而形成解決在地需求與問題的服務模式，而這樣的模式也正在未來的高齡社會中產生新的浪潮，形成各界期待因應高齡社會議題的新興照顧模式。

共生社區中介組織的特色

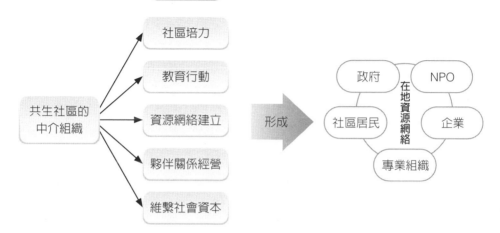

運作特色

共生社區的中介組織 →
- 社區培力
- 教育行動
- 資源網絡建立
- 夥伴關係經營
- 維繫社會資本

形成 →

在地資源網絡
- 政府
- NPO
- 社區居民
- 企業
- 專業組織

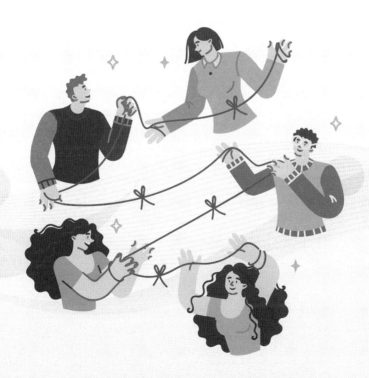

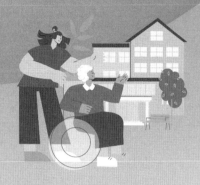

第 18 章

新興議題：長期照顧與長樂整合新模式

●●●●●●●●●●●●●●●●●●●●●● 章節體系架構 ▼

Unit **18-1**
高齡社會下的政策整合課題

　　高齡社會的趨勢下，中央各部會皆陸續因應其業務，推出各項因應高齡人口照顧的政策，尤其在2016年長照2.0政策推出後，可見到除了衛福部以外的各部會，跟隨高齡社會議題，也陸續推出許多「預防照顧」的相關政策，其中可發現相關政策都是將政策資源與經費，投入到社區的層級，交由社區組織來推動各項預防照顧的政策。

　　回顧我國高齡相關政策，持續推動時間最長的就是衛福部於2005年的「社區照顧關懷據點」政策，透過關懷問安、送餐、訪視、健康促進的課程，組織社區的人力、物力資源，讓社區自己來推動社區內部的預防照顧服務，協助社區長輩延緩及預防失能，相關政策在臺灣推動多年，衛福部每年也透過「金點獎」的辦理，遴選全臺推動社區照顧關懷據點的優質社區與幹部進行表揚，以鼓勵投入社區服務的志願服務人力。

　　此外，教育部於2008年推出的「樂齡學習」政策，則是另一個因應高齡化社會的重要政策項目。該政策透過「一鄉鎮市區一樂齡」的方式，於全臺318鄉鎮市區建立樂齡學習中心，成為各地重要的樂齡學習資源，提供55歲以上中高齡族群於退休後，有優良品質的樂齡學習課程可以參與。不僅如此，該政策同時希望活化高等教育資源，鼓勵大學設立「樂齡大學」，將大學的高教資源提供給中高齡的族群進行學習，以提升中高齡族群的活躍老化目標。

　　前述兩項針對高齡社會推動已久的政策，在各地也都產生許多政策的效益出現，無論是社區端的社區照顧關懷據點政策，或是由各鄉鎮市區的圖書館、社團法人，抑或是社區組織辦理的樂齡中心，對於在地老化的目標，多有其各自政策貢獻之處。但是兩項政策在十多年的推動下，加上2016年的長照2.0政策推動後，許多政策都期待社區組織能夠承載執行，確實也對社區組織在推動相關政策時，產生許多需要政策間協調的課題出現。

　　從相關研究及實務的課題中，會發現許多高齡照顧政策都期待社區組織可以多承載，提供照顧服務的功能與角色，但是我國的社區組織畢竟是志願性組織的形式，過度的期待政策由社區組織來推動，會面臨許多政策推動與整合上的課題需進一步思考，包含：社區能量不同、社區提供服務的專業知能不足、社區站務經營、志工經營管理、政策多元目標的滿足等不同的問題。

高齡社會下的政策整合課題

| 社區照顧關懷據點 | 樂齡教育 | 巷弄長照站 |

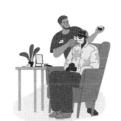

社區

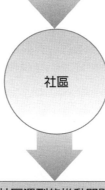

社區遇到的推動問題

 1 社區能量不同

 2 社區提供服務的專業知能不足

 3 社區站務經營

 4 志工經營管理

 5 政策多元目標的滿足

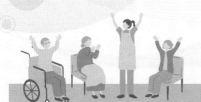

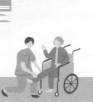
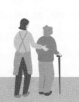

Unit **18-2**
中高齡人口各階段的政策適用性

　　從我國各部會高齡照顧政策觀之，對於高齡人口群介入最早的就屬教育部的「樂齡教育」政策。該政策主要關注55歲以上的高齡人口群，透過各類樂齡教育的課程，提供中高齡人口在退休後，如何參與各類課程，達到活躍老化的目標。

　　就一個人的生命歷程來說，因為醫學科技的精進，讓一般人的平均餘命持續地往後延伸，這也讓國人在55歲，甚至65歲退休時，仍然可以保持良好的生理狀態，度過退休後的第三人生。而每個人對於自己要過怎樣的第三人生，都有不同的想像與定義，但可以肯定的是，大部分的國人，在退休後到84歲的這段時間，都可以保持良好的健康生理狀態，能夠有超過20年的時間，享受退休生活。

　　因此，有鑒於國人生理健康程度，以及退休後的第三人生狀態，針對不同階段的中高齡人口族群，如何妥善的推動各項高齡照顧政策，成為各項高齡照顧政策相互間能否妥善相互整合、連結，相互發揮最佳政策綜效的關鍵所在。

　　對於進入第三人生的中高齡族群來說，大致可將其年齡階段，再區分為：55-74歲、75-84歲、85歲以上的三個年齡階段。綜合我國各項高齡照顧政策，並根據各年齡階段的健康程度推估，可將不同年齡階段對高齡照顧的主要目的，進行分類，分別說明如下：

一、55-74歲的活躍老化階段

　　此階段主要是以建立中高齡者自我健康照顧管理的相關知識，強化其自身的自我健康意識，讓其未來能夠盡量延緩進入失能的可能，即進入失能後的時間。此階段的政府政策介入，應以教育部的「樂齡教育」政策為主。

二、75-84歲的預防照顧階段

　　此階段的族群主要可能多以健康、亞健康為主，許多此族群的高齡者，可能會因為生理機能的退化緣故，而產生些微的生理疾病。此階段可透過預防照顧的健康促進課程，協助提升及維持此族群的肌耐力與生理機能，延緩其進入失能的狀態。此階段的政府政策介入，應以衛福部的「社區照顧關懷據點、預防及延緩失能照護方案」政策為主。

三、85歲以上的長期照顧階段

　　此階段的族群，因為老化的緣故，失能比率會大幅提升。針對此族群的主要照顧策略，則是因為失能比率的大幅提升，而需要加強對於此族群的長期照顧服務，藉以提供其相關所需的照顧服務。此階段的政府政策介入，則以衛福部的「長期照顧」政策為主。

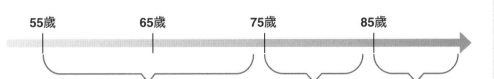

中高齡人口各階段的政策適用性

55歲　　　　65歲　　　　75歲　　　　85歲

- 族群生理特性：健康居多
- 政策介入目標：建立自我健康管理知識
- 適合政策：教育部樂齡教育政策

- 族群生理特性：健康、亞健康居多
- 政策介入目標：預防及延緩失能
- 適合政策：衛福部社區照顧關懷據點、預防及延緩失能照護方案

- 族群生理特性：失能、失智居多
- 政策介入目標：長期照顧
- 適合政策：衛福部長期照顧政策

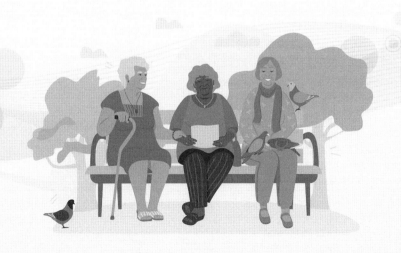

Unit 18-3
樂齡學習的政策推動價值

2008年教育部因高齡社會人口結構變遷，推出樂齡教育政策計畫，透過全臺成立樂齡學習中心、樂齡大學，推廣成人終身學習及繼續教育的政策，希望協助中高齡族群在邁入長期照顧階段前，透過樂齡學習教育的參與，實踐活躍老化的價值。

教育部在十多年的樂齡教育推動過程中，發展出若干於各樂齡學習中心辦理的經驗，包含：課程教學模式、樂齡學習規劃師培養制度、樂齡學習課綱設計、教師教學反思等內容。雖然衛福部的社區照顧關懷據點政策早於教育部的樂齡教育政策，但社區照顧關懷據點雖有健康促進課程，但因偏重社區端服務提供的內容，所以對於社區端健康促進課程的內容設計、師資品質上並無過多的著墨。

面對高齡社會來臨，不同部會切入的政策面向會因部會專業不同而異，雖然樂齡教育與社區照顧關懷據點政策都是在社區端做政策介入，但樂齡以終身成人教育為主要政策目標，社區照顧關懷據點則以服務提供為主要政策目標，這也讓兩個政策呈現不同的內涵。

在2016年長照2.0政策推動後，衛福部陸續推出社區端的高齡照顧政策，內容多以社區端的預防照顧及健康促進課程居多，但因過去十多年社區照顧關懷據點政策推動過程中，並無過多著墨在社區端課程的規劃、設計與師資培育上，這也導致相關政策推動後，社區端的高齡照顧課程推動，出現許多待解決的課題，而相關課題也正可從樂齡教育的推動經驗來提供參考。

彙整樂齡教育的推動經驗，在社區端的課程推動上，可以下若干部分提供現行衛福部、原民會、客委會、農業部相關高齡照顧課程推動之參考：

一、課程教學模式（教學123）

樂齡教育的重要推手中正大學總輔導團，根據成人教學理論，規劃樂齡教育教學模式的123教學模式。該模式認為每一門樂齡教育的課程，應該要達到「1－每個單元探討一個重點；2－針對該授課單元設計兩個教學活動；3－該單元結束後，學員回去能夠有三個應用的行動策略。」

二、樂齡學習規劃師培育制度

樂齡教育政策每年透過樂齡規劃師的培訓課程，訓練各地區於樂齡中心授課的師資，藉以優化與提升樂齡教育的整體師資品質。樂齡規劃師成為各地樂齡中心，聘用課程授課講師的重要依據。

三、樂齡學習課綱設計

各樂齡中心的課程安排與授課教師的排課，都需授課教師提供4-12週不等的教學課綱。此方式不僅讓授課講師能夠有計畫性的安排其未來的授課進程，同時能夠讓樂齡中心學員了解，該門課程可能的授課內容與方式，提升整體課程的授課與學習效益。

四、教師教學反思

樂齡中心每門課程都會要求授課教師進行簡易的教學反思，透過教學反思授課教師能夠了解其過去4-12週的課程，是否有需要調整教學策略之處，作為授課教師下一次授課的調整依據。

五、系統性的課程規劃

樂齡中心的課程規劃，需區分為核心課程、特色課程、自主學習課程、貢獻服務課程等不同面向，進行各系列課程規劃，而這課程規劃模式，是根據活躍老化理論所設計而成，能提供全臺各個樂齡中

心，在課程安排與規劃上的依據，也能提供中心學員系統性的學習課程。

樂齡教育政策在十幾年的推動經驗中，於課程教學模式、樂齡規劃師培育制度、樂齡學習課綱設計、教師教學反思、系統性的課程規劃等五個面向，確實有其推動的實證經驗基礎，並能整體提升樂齡學習課程的品質。樂齡學習於社區端課程的推動規劃與經驗上，也確實能夠提供給現行許多部會高齡照顧課程推動之參考。

樂齡學習政策推動之經驗參考

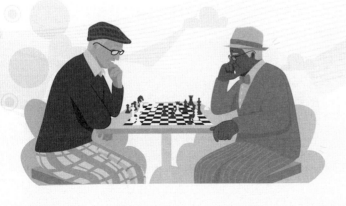

| 教育部 樂齡學習政策 | → | **政策推動價值**
課程教學模式
樂齡學習規劃師培育制度
樂齡學習課綱設計
教師教學反思
系統性的課程規劃 | → |

教育部
樂齡學習政策

衛福部
巷弄長照站

衛福部
預防及延緩失能

客委會
伯公照護站

原民會
文化健康照顧站

農業部
綠色照顧

Unit **18-4**
在地化的長照與樂齡政策合作模式

衛福部的社區照顧關懷據點、巷弄長照站政策，以及教育部的樂齡學習政策，是我國已經推動多年的高齡化政策，雖然分屬兩個不同的部會，但是政策的推動模式，都是高度仰賴地方社區組織或公民團隊的協力，由地方社區組織及公民團隊，共同協力推動相關政策服務內容。

因為政策實際執行的狀況，也讓樂齡學習的課程與許多社區端的健康促進課程融為一體，加上樂齡學習中的社區擴點策略，往往讓現行社區端在執行各項政策時，都會視為同類型的政策資源，而在社區端進行課程的開設與服務的提供。因此，對於社區端實際執行政策服務的組織及參與的學員來說，往往可能會將相關政策混淆，無法明確清楚了解哪些服務是屬於哪些政策項目，而該政策的目標為何。

同樣是期待由在地公民團隊或是社區組織來提供服務，雖然屬於不同的部會政策，但進到在地的社區端時，對於社區民眾來說都是政府的政策服務，如何有效實踐與達成不同的政策目標，往往都是依賴在地執行團隊自行規劃，並於執行過程中進行內部的釐清。

面對未來高齡社會人口的必然趨勢，前述提及的衛福部的社區照顧關懷據點、巷弄長照站政策，以及教育部的樂齡學習政策，勢必在未來的政策推動過程中，需要進一步釐清與思考相關政策於社區端推動時的角色定位，與政策間如何形成相互整合與合作的可能性。

從社區端組織的參與成員與相關照顧課程的學員來看，大致可將前述成員區分為不同的年齡區段。以現行多數社區的現況來說，社區組織的參與成員，如：社區幹部、志工等多數的年齡是在中高齡階段（50-74歲間），社區內照顧課程的學員，則是以高齡者居多（75歲以上）。進一步將社區的主要參與對象，與教育部及衛福部政策的目標相互對應後，可以發現長照與樂齡學習的政策，在社區端的推動過程中，可以將對象做一定的區分。

樂齡學習的課程服務可以針對社區組織幹部及志工，這群以中高齡為主的族群，藉由樂齡學習的課程，建立其貢獻服務與自我照顧等相關的基礎觀念與意識；而社區照顧及長照的服務，則是可以針對社區內75歲以上的長輩為主，協助這群長輩建立預防照顧的概念，並且提供輕度失能、失智的長輩，於社區內有長期照顧服務可以使用。透過針對不同對象及服務的介入，能夠讓兩個部會的三項政策於社區端進行不同對象的服務，並且將政策的服務對象作區分，透過不同政策的整合，在社區端提供不同年齡族群的連續性服務模式。

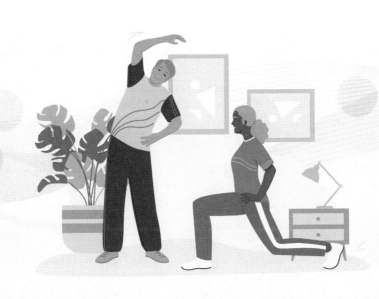

在地化長照與樂齡的整合推動模式

教育部
樂齡學習政策

社區幹部、志工
（50-74歲）

衛福部
社區照顧關懷據點

政策目標
建立其貢獻服務與
自我照顧等相關的
基礎觀念與意識

社區長輩
（75歲以上）

衛福部
巷弄長照站

衛福部
預防及延緩失能

政策目標
建立預防照顧的概
念、提供長照服務

Unit **18-5**
社區端政策未來整合的可能性途徑

　　從前述章節對於中央各部會相關高齡照顧的政策彙整後，可發現近幾年中央各部會，針對其會的對象分別推出若干政策，希望能夠於高齡社會下提供其政策對象，相關的照顧服務。而綜觀各部會的政策內涵，許多政策都是進到社區端，期待社區組織協助提供相關政策服務，而這樣的政策推動模式，在社區端也需要進一步面臨相關的推動課題，如：不同政策於社區內的推動整合、不同政策如何於在地推動整合模式等課題。對於社區組織來說，都是政府的政策資源，而不同政策所欲推動的服務內容也多以社區端照顧課程為主，如何有效建置一套在地化的整合模式，成為不同部會的不同政策如何發揮政策整合綜效的關鍵所在。

　　暨南大學、埔里基督教醫院、愚人之友基金會於2017年開始，有鑒於臺灣高齡社會下，各部會於在地推動社區端照顧政策議題，透過與在地社區共同行動過程中，嘗試從社區端需求出發，發展能夠讓社區組織簡易加入在地照顧行列的模式。綜合前述三個組織的行動經驗，可發現在地化社區端政策整合的途徑，可以提供社區組織有更便捷的資源連結模式，並形成在地化的跨組織、跨專業資源整合的可能性，究其經驗來說，於在地化的社區端整合需要關注以下幾個課題：

　　一、參照樂齡學習政策價值發展高齡照顧課程品質管理模式：目前社區端的各項高齡照顧政策與服務中，僅教育部的樂齡學習政策，對於進入社區端的課程架構、師資、課綱、教學方式等內容，有發展明確的架構，藉以維護及提

升樂齡學習課程的授課品質。衛福部、原民會、客委會、農業部雖然也同樣推出許多政策，但相關政策內容僅提供社區組織開設相關照顧課程，對於課程品質把關並無太多著墨，導致許多照顧課程無法有效發揮其價值。因此，社區端的相關課程，應參照樂齡學習經驗，發展各類課程品質管理模式。

　　二、建立在地化照顧課程師資培育發展機制：目前僅教育部的樂齡學習有推動樂齡規劃師的培訓與認證機制，及衛福部的預防及延緩失能有進行模組師資的認證。而在社區端提供最大宗照顧課程的社區照顧關懷據點與巷弄長照站政策，對於相關課程的師資並無進一步要求，以及規劃政策方案協助培養在地化有品質且受認證的師資，這也讓承辦政策的社區組織，僅能靠自身的資源網絡尋找有品質的師資進入社區授課。以社區照顧關懷據點及巷弄長照站兩項政策來說，主要是希望提供預防照顧的課程，因此應該要參照樂齡學習對於師資培育及認證模式，發展相關課程師資認證與培育機制，以提供社區組織有良好品質的師資可引進到社區內授課。

　　三、發展整合各項社區端照顧課程的數位化系統：對於社區組織來說，辦理社區端的照顧課程，需要定期的排定各項課程的師資。從暨南大學、埔里基督教醫院、愚人之友基金會協力社區的經驗中，可以發現透過在地化師資整合資訊系統的開發，可以將在地區域內能夠至社區教授照顧課程的師資，整合進入資訊系統中，讓社區透過資訊系統來協助調派師資與排定課程，將可以大幅減少社區組織每個月排課的行政成本；

同時，也能夠透過系統的運用，將有品質及通過認證的師資放進系統中供社區選取，作為在地高齡照顧師資的品質篩選與把關途徑。

社區端政策未來整合的可能性途徑

政策項目

教育部
樂齡學習政策

衛福部
社區照顧關懷據點

衛福部
巷弄長照站

衛福部
預防及延緩失能

客委會
伯公照護站

原民會
文化健康照顧站

農業部
綠色照顧

整合

政策途徑

高齡照顧課程品質管理模式

包含：課程架構、師資、課綱、教學方式

照顧課程師資培育發展機制

包含：講師培育、認證機制

進入

社區端照顧課程的數位化系統

包含：課程安排、講師派課

長輩

服務

使用

社區

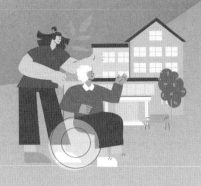

第 19 章

新興議題：長期照顧與社會經濟組織的型態

Unit **19-1**
理解當代社會福利政策的理論途徑

政治、經濟、社會是理解當代社會發展的三大理論學科，不同學科對於社會發展的理解有不同的角度與理論立場。不同的學科理論相互交乘後，又可以形成理解社會發展的不同理論視角，如：政治經濟學、政治社會學、經濟社會學等。社會福利政策因為牽涉到社會問題的解決、政策制定的權利過程，以及社會福利支出財務成本計算的經濟問題，這也讓社會福利政策能夠從不同的學科理論基礎來分析理解。

當代社會福利政策的理論途徑，大致可總結為：政治經濟學、道德經濟學、混合經濟學、社會經濟學等四大途徑。

一、政治經濟學

此理論的核心分析概念是福利國家，討論國家的經濟公平性與分配的平等之議題，從歷史制度論與新馬克斯主義的理論途徑，分析國家制定福利政策的權利過程。

二、道德經濟學

此理論的核心分析概念是福利社會，討論社會發展的一致性，以及社會中各群體發展的狀況，從多元主義與社群主義的理論途徑，討論社會中的公民社會與社群發展。

三、混合經濟學

此理論的核心分析概念是福利混合，討論服務提供的經濟效率，與服務提供組織運作的效能，從制度經濟學與非營利組織管理的理論途徑，討論民族國家與人群服務組織的福利服務提供模式。

四、社會經濟學

此理論的核心分析概念是福利網絡，討論政策的社會正義與社會融合議題，從文化制度主義與建構主義的理論途徑，討論社會服務系統與社會中參與福利服務的社會團體。

不同的理論觀點提供理解社會福利政策的不同途徑，政治經濟學是理解國家政策制定的權力互動過程；道德經濟學則是理解公民社會與志願組織自發性參與福利服務提供的最佳途徑；混合經濟學則是在新管理主義浪潮下，提供了解福利多元主義的途徑；社會經濟學則是理解政策服務網絡的理論途徑。每個理解社會福利政策的理論途徑，都有其分析的角度，有其看待真實社會世界的價值，當然也有其局限，端看每位想要理解真實社會的研究者，期待用什麼角度看待世界的什麼議題。

當代社會福利政策發展的途徑分析

	政治經濟學	道德經濟學	混合經濟學	社會經濟學
核心分析概念	福利國家	福利社會	福利混合	福利網絡
基本理論架構	歷史制度論、新馬克斯主義	社群主義、多元主義	制度經濟學、非營利管理	文化制度主義、建構主義
規範性的承諾	經濟公平性、分配的平等	社會一致性、社群發展	經濟效率、組織的效能	社會正義、社會融合
主要分析單位	民族國家、社會政策	公民社會、社群	民族國家、人群服務組織	社會服務系統、社會團體

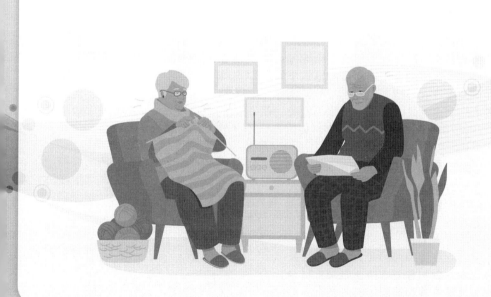

Unit 19-2
資本主義市場經濟帶來的難題

資本主義歷經三百多年的發展，不僅成為人類社會主要的經濟運作模式，也成為政府管理及政策推動的主要思維模式。資本主義原本期待透過市場經濟的運作，在完全競爭的市場中，讓所有的供給者藉由在市場競爭的過程，提升服務或產品品質；而需求者在市場中獲取最佳產品或服務。同時，社會也會因為市場的運作，從中獲取薪資，進而提升改變人類社會的生活品質。

然而，從近百年來資本主義市場經濟發展歷程中，發現資本主義的運作，雖為人類社會帶來大量財富，卻在1970年代後，陸續出現資本主義社會所帶來的問題。

一、1970年福特主義逐漸產生脆弱性

福特主義開始逐漸產生脆弱性，這個脆弱性的經濟系統在八大壓力下逐漸產生轉變，這些壓力包含：（一）全球能源價格的上升；（二）低工資國家重要性的提升，且新經濟體系的彈性化；（三）工資的轉移與全球勞動者的反對聲音；（四）沉默資本的減少；（五）新技術成長與組織原則不再長期依賴經濟規模；（六）混合生產產品的需求下降，與消費者的消費力提升；（七）代議民主的衰退；（八）法治國家下官僚體制的沒效率，福利支出的上升，交易管理與開放國際經濟投資的困難性。

二、1980年代雷根與柴契爾的新保守主義

雷根與柴契爾時代所創造的混合式新自由經濟概念，主要是在多元化的資本主義經濟下創造利益成長，創造出不同型態的資本主義，透過不同方式組成資本主義的社會關係，並以不同方式結合成資本主義與非資本主義階層的社會關係。管理主義的興起，讓許多社會服務組織開始加入績效管理的行列，也讓社會服務組織開始以經濟目標審核社會目的的達成，此方式也成為許多社會服務組織落實課責性的方法，但也產生了此方法是否能夠完整評估組織社會目的的問題。

三、1990年代後的新興經濟社會議題

因為資本主義經濟體制運轉，創造出社會的貧富差距，與貧富差距對於社會穩定性產生的威脅，且市場經濟對於生態環境與人類生活產生許多威脅，尤其是倫理的議題最受關注。同時，資本全球化的流動，使得資本主義的市場經濟運作體制因為在世界各地出現災難，各界開始出現檢討聲音，如何尋找一個替代性或是補充性的經濟運作模式，來解決資本主義市場所面臨的種種困境，成為各個領域所關注的重點。

正因為前述市場經濟體制帶來的種種現象，使得我們所生存的經濟世界出現一種新的經濟現象 ──「流氓經濟」，之所以稱為流氓經濟，是因為資本主義市場強調的利益極大化，使得部分人們開始以非法或不道德的手段賺取自身利益，此賺取方式卻造成其他或大部分人的利益損失，這樣的流氓經濟模式有：性交易、毒品交易、軍火交易、賭博、販賣菸草、血汗勞工等現象。

進入20世紀後，市場經濟帶來接連的經濟危機，使得市場中的弱勢群體需求無法獲得滿足，加上凱因斯學派福利經濟學的出現，以社群治理為中心的社會經濟模式又再受到關注。如何重新找尋新的經濟運作模式，來補充社會發展過程中的需要，藉以減少或降低資本主義市場經濟為人類社會所帶來的傷害。

資本主義市場經濟帶來的難題

人類社會

資本主義帶來的難題
貧富差距
失業問題
低薪問題
倫理議題
環境議題
…
…
…

資本主義的
市場經濟
運作模式

補充或
替代

新型態的
經濟運作
模式

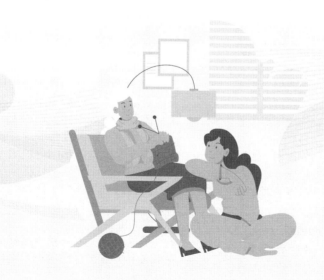

Unit **19-3**
資本主義市場下的長照難題

資本主義市場經濟下，在市場中提供服務或是產品的組織，關心的是組織如何從市場中獲取利潤，而對組織來說更為重要的是需盡可能把成本降低，如此組織所獲取的利潤才能夠極大化。而這樣的市場經濟思維，不僅是市場中營利組織的最主要運作邏輯，同樣也在非營利組織管理中蔓延。

社會福利政策自從走向福利多元主義後，許多非營利組織共同參與在福利服務的提供，也因為政府新管理主義的思維作為服務委外的主要政策邏輯，這也讓市場經濟的組織運作邏輯，成為許多社福類非營利組織的主要運作模式，而這樣的模式也產生了一些問題。

一、非營利組織使命飄移

許多非營利組織因為開始承接政府的福利服務方案後，非營利組織開始提高對政府的依賴程度，進而有許多非營利組織是依賴政府在維生，導致非營利組織本身的社會使命開始飄移，從原本組織的原始使命，轉變為因應政府委外方案需要，而有新的組織使命出現。

二、成本考量後忽略弱勢者的需求

非營利組織因為以市場的成本效益作為組織的內部管理邏輯後，許多非營利組織僅願意在成本低的區域提供服務，而不願意到服務成本高的地區提供服務。此種組織管理模式，讓各界開始懷疑這類型非營利組織成立的目的為何，因為過度的經濟管理手段，而忽略原本處在社會弱勢者的需求，導致服務成本高的地區的弱勢者，需求無法被滿足。

三、忽略服務人才的培育

許多以經濟效益考量為出發的非營利組織，因為考量大部分的政府委外方案，都沒有給予人才培育的相關費用，導致這類型非營利組織不願意花費自己的心力在組織人才的培育上，而是挖角其他組織培育後的人才，來自己的組織提供服務，這也形成組織間惡性挖角的醜態出現。

四、工作人員的薪資回捐

因為許多政府的方案僅補助人事費與業務費，並無補助非營利組織的行政管理費用，或是補助的金額過低，這也讓許多非營利組織為了組織的營運，而採用最快速的方式，就是請組織的員工回捐一定比例的人事費，這也導致組織內的員工勞動權益遭到剝削的問題。

五、組織挑選個案服務

許多提供同類型服務的非營利組織，因為所屬在同樣的區域內，而有些組織會考量每一個服務個案的服務成本，刻意挑選服務成本較低的個案來提供服務，而這也忽視了非營利組織原始成立的社會目的，導致個案受到不平等的服務對待。

前述所提及的問題，不僅是在許多社福型的非營利組織內出現，在長照2.0政策推動後，因各區域都積極的布建長照資源，希望能夠滿足各地的長照需求，因此在資源布建的過程中，也常發現前述問題不斷的在長照服務組織內出現。許多偏遠地區都因為組織考量成本過高問題，而不願意前往提供服務，導致長照資源分布不均。而長照資源充足的地區，則會出現長照服務組織相互爭搶個案的現象。

是以，在資本主義市場經濟的運作邏輯之下，確實會發現長照服務組織若

是過度的市場考量，將會不斷的出現許多服務上的重要課題需要解決。如何兼顧服務品質與個案的服務權益，跳脫資本主義市場經濟的思考邏輯，重新發展一套適合非營利組織的經濟運作模式，或許是解決相關課題的新興途徑

資本主義下的長照難題

資本主義下的長照難題

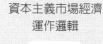

資本主義市場經濟
運作邏輯

NPO

- 非營利組織
使命飄移

- 成本考量後忽略
弱勢者的需求

- 忽略服務人才的
培育

- 工作人員的
薪資回捐

- 組織挑選
個案服務

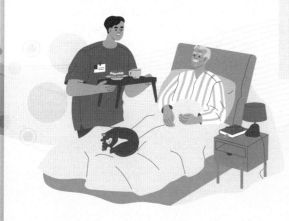

Unit 19-4
社會經濟的發展脈絡

　　自由市場經濟體制下，政府因為資本快速流動下，租稅的減少使得政府財政吃緊、社會問題不斷發生，政府沒有足夠的預算解決社會所發生的問題。1920-1930年代全球經濟危機、1970年代失業危機與1980年代福利國家危機，在在顯現市場經濟體制無法解決資本主義所衍生的社會問題。而社會經濟論點則是去尋求一個替代的方式來解決市場的失靈，其以福利網絡為中心概念，強調服務系統與社會團體投入社會正義的促進與融合，這樣的概念也正可提供社會福利政策另一個替代性的思考途徑。

　　社會經濟自19世紀以來的發展歷程，可分為四個階段：
　　一、第一階段的社會經濟組織是互助支持組織（mutual support organizations），於1840年代到1850年代之間，工匠團體面對市場競爭逐漸瓦解而興起的。
　　二、第二階段則是發生在1873-1895年，因為集中型（資本密集）的資本累積模式之興起，小型的農工生產者組成農業合作社或是儲蓄合作社來降低這種模式對他們的衝擊。
　　三、第三階段是1929-1932年全球經濟大恐慌，一般民眾透過組成食物或是住宅消費合作社來取得可以負擔的生活必需品。
　　四、第四階段則發生在1970年代，是為了回應大量生產的經濟危機，以及福利國家負擔過重的危機。

　　社會經濟學在近代受到社會學界的關注，主要在於資本主義社會的運作中，產生許多社會排除的現象，包含：金錢的短缺、缺乏權力、教育的弱勢導致缺乏文化資本、沒有住宅的保障、感受到社會的拒絕、缺乏參與決策的機會與管道等。社會經濟學具備地區性、鄰里性的特性，因此其主要為地方層級非營利組織的經濟活動所結合，透過不同NGO提供社區成員不同的活動，結合不同文化與經濟背景的團體共同參與，並培力人們參與組織運作的實務過程，建立民眾與團體間的互助及信任關係，藉此解決地方的社會排除問題。

　　從歐洲推動社會經濟的經驗中得知，社會經濟的運作需要有第一、二、三部門間的夥伴合作，而相互間需要依賴社會資本的連結，讓地方社區能夠推動社會經濟模式，政府則須創造有利的政策來培植，鼓勵地方民眾一起參與社會網絡，並支持第三部門參與聯盟，共同強化社會資本打造有利社會經濟運作的環境。正因具備前述高度彈性化的元素，第三部門能夠有效結合不同行為者，共同因應解決地方性所發生的問題，而政府則是需要提供第三部門參與社會經濟運作的制度環境，這也讓社會經濟學具備有「網絡」的特質。

社會經濟與市場經濟的比較分析

面向	市場經濟（主流經濟）	社會經濟（替代經濟）
空間尺度	區域、全球	地方接觸
合作單元	單一	多元
發展規模	大規模	小規模
組織合作方式	競爭	合作
運作模式	中心	去中心
發展定位	私人定位	社群定位
目標	賺取利潤	解決社會問題
方法	利潤極大化、競爭、中心化、非社會鑲嵌	利潤最適化、合作、去中心化、社會鑲嵌
組織型態	私人定位、管理導向	社群定位、社群導向
與環境關係	非永續	永續

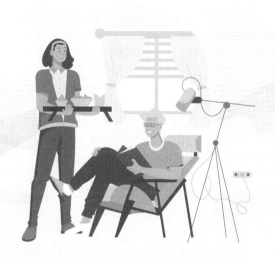

Unit 19-5
社會經濟學的治理特質

社會經濟學具備網絡特質，且強調在地區域中的所有行為者共同參與在地事務，此概念也與2000年後政府政策推動模式相呼應。治理（Governance）是新興政府政策推動模式的概念，此概念認為因全球化緣故，政府權力正往三個方向轉移：向上轉移到國際組織、向外轉移到非營利組織、向下轉移到地方組織，因權力的轉移讓政府的政策推動型態走向治理模式，需要政府與政策的利害關係人共同形成夥伴關係，一同提供各項公共服務。

治理的主要概念在於治理的範圍不再僅限於政府的範圍，而是擴展到公私部門間的夥伴治理。治理強調公民組織發展和公民的積極參與，權力回歸到公民與民間社會，相對的政府權力就弱化，形成政府、公民個人、私部門及非營利組織所共同組成的公共管理主體。治理是由多個行為者所組成，因此治理形成了平行發展、互動多樣的社會網絡組織，在網絡中形成互惠合作結構，表現縱橫交錯的形式。

從相關理論爬梳過程中，可發現社會經濟不同於市場經濟的運作邏輯，社會經濟運作方式呼應了治理的概念，強調行為者間相互合作、彈性、分權的核心概念，且依賴公民社會力量，與政府形成夥伴關係，建立在地社會資本，來因應與解決在地所面臨的各項議題。

而當代的治理結構，因為運作模式的差異性，及運作組織對於議題解決的主導性，而產生市場、科層、網絡三種不同的治理運作模式，而社會經濟則比較貼近網絡治理的運作模式。

一、市場治理結構

政府提供的公共服務將取決於大眾的實際需求。市場在治理的系絡中存在著許多意義：（一）市場被視為資源配置的機制，在這種理想化形式下，決策反而是在上層政策結構的框架中所制定。（二）市場作為經濟行動者的交易場域，此將顯示一項問題，即市場及其行動者的本質是個體化和匿名性的。

二、科層體制治理結構

藉由垂直整合的結構型態來進行治理，是民主國家政府和官僚體系的理想化模式。而科層體制在許多地方遭受到批評，但基於以下理由斷然放棄科層體制作為治理架構是不恰當的：（一）許多人聲稱制度和組織已趨向於水平化發展，但這樣的架構和實際政治與制度間格格不入，不可能持續存在。（二）科層體制可作為比較標竿，用來評估新出現的治理型態及檢驗科層體制的本質。（三）科層體制仍在許多國家和制度的系絡中扮演重要角色。

三、網絡治理結構

將關係密切的政策社群連結成單一議題的聯盟，其重要性會隨網絡的凝聚程度而改變。在新治理概念下的網絡，係根據參與之行動者的偏好來管制和調節政策陣線，而不是處處顧及政府政策。然而此治理結構下，將出現嚴重後果：（一）政府政策將會被網絡中以自我利益為考量的行動者所形塑，而不是由最大多數人的利益來決定。（二）當國家想要變更政策方案時，網絡會加以干預，以杜絕政策陣線被攻陷的機會。（三）當網絡有效控制政策陣線時，公民仍會要求國家為政策負責。

治理與統治的概念差異

項目	統治（Government）	治理（Governance）
參與者	公部門	公、私部門或兩者合作
參與者關係	命令服從	權力互賴
權力的掌控	集權式	分權式
權力的運作	由上而下	上下互動
管轄範圍	國家領土內部	跨越國界的
領導方式	注意權威	注意指導
權威基礎	法規命令	公民認同與共識
特質	強調制度、具強制性	強調過程、具自願性
理論觀點	以國家為中心，從政府觀點思考社會政策	國家與公民社會各自享有自主性，兩者相互依賴與合作

三種治理模型比較：市場、科層體制與網絡

	市場	科層體制	網絡
規範的基礎	契約－所有權	固定關係	互補優勢
溝通工具	價格	例行規則	關係
解決衝突的方法	討價還價	行政命令 監督	講求互惠原則 強調彼此信任
彈性化程度	高度	低度	中度
承諾度	低度	中度	高度
組織氛圍	嚴肅和（或）多疑	正式的、官僚的	開放式的、互利共存的
行動者的偏好或選擇	獨立自主	依賴	相互依賴

Unit 19-6
社會經濟的組織型態

　　社會經濟的理論途徑實踐於人類生活中，早在19世紀的歐洲就陸續發生，而且還持續延續到現今。社會經濟的理論途徑的具體實踐，可以從組織設計的角度來探討。社會經濟的核心概念就是以經濟手段來解決社會問題，或是滿足組織的社會目的，總結過去的運作模式，大致可以以將社會經濟的組織型態，區分為以下若干種型態：

一、社會企業

　　社會企業可以說是近年最常聽見的名詞，也是近年常見的社會經濟組織型態。社會企業的組織型態主要是依據「營利組織」的型態來設計，透過商業營利的手段，來獲取利潤，以滿足社會問題與社會目的。各國的社會企業型態不同，有的國家有設置社會企業專法，作為社會企業組織設立的依據，我國則是沒有設立社會企業專法，而是以《公司法》來作為社會企業設立的法源依據。要設立社會企業的組織，可透過《公司法》的相關規定設立，並於其公司章程中宣告所設立的公司組織為社會企業，並通過政府機關的認定，就為社會企業公司的組織型態。這類型組織型態早在1990年代後，成為國內許多社福型非營利組織的發展樣態，這類組織希望透過成立社會企業，來多元化非營利組織的財務來源。

二、社區產業

　　社區產業的型態主要是以社區為單位，在我國則是多由社區發展協會來推動。過去在社區總體營造的政策中，也多有鼓勵社區發展社區產業的政策引導機制。社區產業的主要運作目的，是希望透過社區的力量，集結社區內的產業，以社區為平臺，帶動社區產業的發展，或是社區透過產業的發展，成為社區籌措自有財源的主要方式，再將社區產業所賺取的營收，投入在社區的福利服務上。

三、社群經濟

　　社群經濟則是沒有一定的組織型態，由區域內願意產生合作關係的組織或是利害關係人共同組成，形成區域內的社群合作關係，共同針對區域內的公共事務或是議題，貢獻組織各自的專長與技術，形成社群內的經濟合作模式，並產生經濟收益後，回歸來解決社群所關心的議題，這是一種非正式的社會經濟合作關係，依賴社群的社會資本力量來運作。

四、團結經濟

　　團結經濟常以合作社作為一種經濟運作的組織型態，強調社群間的團結和共好，並且在產品的生產和製作過程中納入環境友善的要素。許多團結經濟合作社的目的是強化地方循環經濟，即在地生產、在地加工、在地銷售，將產值留於在地，高度具有在地性的特質，而且關注的是社群所在意的環境議題，透過團結合作的方式，發展組織因應環境議題解決的經濟運作模式。

五、合作經濟

　　合作經濟就是合作社的運作核心精神，其所關注的是合作社社員的權利、義務關係，合作社最大的特色就是摒除一般企業大股東、小股東之間的權力不對等關係。在合作社的運作模式中，只要擁有股份的股東，無論是大股東或是小股東，在合作社內都具備有同等的決策權力。合作經濟發展最為蓬勃的就屬加拿大魁北克地區，該地區的工人銀行就是以合作經濟的方式在運作；臺灣最著名的合作社，就屬主婦聯盟消費合作社。

類型	社會企業	社區產業	社群經濟	團結經濟	合作經濟
組織形式	公司	社區	無正式組織型態	合作社	合作社
運作理念	以營利公司的運作模式，來滿足社會企業公司的社會目標。	集結社區內部的產業，以社區為主要平臺，透過產業銷售獲得收益，提升社區內產業收益或是滿足社區福利服務開支。	區域內各類型組織因應特定關心的議題，共同發展經濟行動來解決議題，以社會資本為運作基礎。	強調社群的團結共好，經濟模式的發展會伴隨環境的議題而生。	關注社內成員的權利、義務關係，社員都具有平等參與決策的權力。

社會經濟的不同組織型態

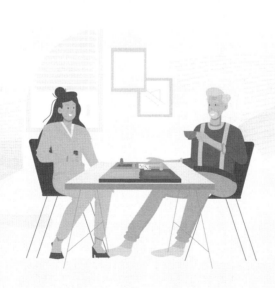

Unit **19-7**
長照服務的社會經濟組織

2016年長照2.0政策推動後，各類型組織如雨後春筍般的冒出，紛紛參與長照服務提供，也讓長照的服務形成多元化的型態，其中有營利組織的型態、有非營利組織的社團法人或財團法人型態，也有社會經濟型態的社會企業、社群經濟、合作經濟等型態，而團結經濟的模式在臺灣則是沒有相關的組織出現。社區產業的型態，則是因為社區總體營造及農委會水土保持局（現稱農業部農村發展及水土保持局）的農村再生計畫緣故，在臺灣也有超過十年以上的發展。

綜觀長照類型的社會經濟組織，主要存在臺灣社會環境中運作的，有社會企業、社區產業、社群經濟、合作經濟四種型態。

一、社會企業

社會企業型態是現行長照領域中，最常見的社會經濟組織型態，許多年輕世代因為過去在非營利組織內工作，熟悉高齡社會議題後，離開非營利組織以社會企業的型態創辦公司，提供滿足高齡社會議題的各項創新服務，如：銀享全球、串門子社會設計、愛蔓延社企、微家盟社企等公司。另外，也有因為本身是長照服務專業領域的人士，創立社會企業公司提供相關服務，如：窩新生活事業、優照護、幸福村等公司。

二、社區產業

社區產業型態在我國主要於農村社區較為常見，因為2008年後農委會水保局（現稱農業部農村發展及水土保持局）推動農村再生計畫，大力協助農村社區發展社區產業。同時也因為農村高齡化議題嚴重，所以讓許多農村社區早期發展社區產業時，就是希望透過社區產業獲取收益，再回饋到社區辦理社區照顧關懷據點，協助照顧社區內的長輩，而這樣的模式也延續到2016年之後的巷弄長照站辦理上，許多農村社區都會透過社區產業的運作，將收益回饋到社區內的福利服務。較為著名的社區，有彰化縣埔鹽鄉大有社區、南投縣埔里鎮珠仔山社區、南投縣魚池鄉澀水社區、雲林縣麥寮海豐社區等。

三、社群經濟

社群經濟的運作模式在我國較為少見，主要是因為此種運作模式需要依賴非正式的合作關係，且需要高度仰賴地方的社會資本能量，其中透過社區貨幣的方式來建立社群經濟的運作，在我國仍有些地區在推動，如：屏東小琉球的海灘幣（因應環境保護議題）、臺東蘭嶼的達悟幣（因應在地經濟議題）、南投竹山的光幣（因應觀光旅遊議題）等。而以長照為主要社會目的的社群經濟模式，就屬南投埔里的厚熊笑狗長照創新生活產業的運作模式，透過連結在地組織形成關注與友善高齡及長照的社群網絡，進行相關經濟模式的建立，以滿足在地的高齡照顧需求。

四、合作經濟

合作經濟在長照體系中的實踐，從2016年後就在臺灣各地陸續出現，而成立的組織多數是以關注照顧服務員勞動權益為出發點，成立照顧服務勞動合作社。我國最早以合作經濟模式成立的組織，就是屏東的第一照顧服務勞動合作社，強調參與合作社的照顧服務員都是社員，不僅能夠獲得薪資，同時也能夠獲得股利的發放，大幅提升照顧服務員的薪資水準，也因為第一照顧服務勞動合作社的運作經驗緣故，讓照顧服務勞動合作社在臺灣各縣市快速的增加。

我國長照服務的社會經濟組織案例

類型	社會企業	社區產業	社群經濟	合作經濟
運作理念	・銀享全球 ・串門子社會設計 ・愛蔓延社企 ・微家盟社企 ・窩新生活事業 ・優照護 ・幸福村	・彰化縣埔鹽鄉大有社區 ・南投縣埔里鎮珠仔山社區 ・南投縣魚池鄉澀水社區 ・雲林縣麥寮海豐社區	南投埔里厚熊笑狗長照創新生活產業 以下為非長照類，但有價值之案例： ・屏東小琉球的海灘幣 ・臺東蘭嶼的達悟幣 ・南投竹山的光幣	屏東第一照顧服務勞動合作社

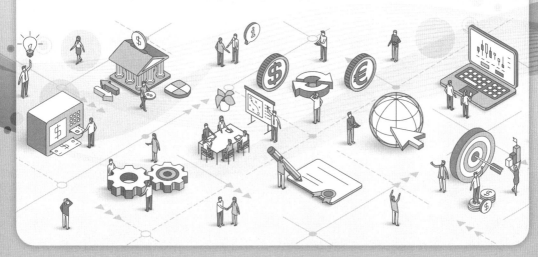

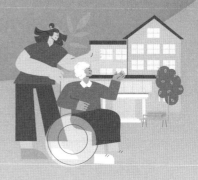

第 **20** 章

新興議題：以人為本的長期照顧

●●●●●●●●●●●●●●●●●●●● 章節體系架構 ▼

Unit **20-1**
以人為本的核心概念

　　以人為本（People-Centered）的核心概念，主要強調在政策、服務和產品的設計與實施過程中，將人的需求、權利和福祉放在首位。以下從幾個關鍵點來說明這一概念：

一、尊重個體需求

　　每個人都有其獨特的需求、偏好和價值觀，這些差異必須被充分理解和尊重。因此，政策和服務需要具備靈活性，能夠根據不同人的具體情況做出相應的調整，以確保每個人都能獲得個性化的關懷和支持。這一原則旨在避免標準化服務帶來的不適，並鼓勵以差異化服務提升滿意度。

二、增強自主權

　　以人為本強調每個人在決策過程中的重要性，倡導每個人應該有能力參與並影響與自己生活和健康相關的決策。透過增強個人的自主權和自決能力，不僅提高了個人的責任感，還增強了對自身生活的掌控感，從而促進更高的滿意度和福祉感。

三、提供整合服務

　　現代社會中，許多人會需要來自不同部門或機構的多重服務，如果這些服務之間缺乏協作與溝通，往往會導致服務中斷或重複，進而降低服務的效果。因此，以人為本的服務模式要求各類服務提供者之間加強協作，確保服務的連貫性，從而讓受益者能夠享受到更全面的照護和支持。

四、全人照顧

　　強調不僅僅是解決單一問題或症狀，而是要全面關注人的整體福祉，這包括生理、心理、社會和精神層面的照顧。透過全人照顧，服務能夠更加深入地解決個人的多方面需求，而不是僅限於表面問題，從而提高服務的深度和效果。

五、強調關係和信任

　　服務提供者與服務對象之間的關係應該基於信任、尊重和同理心，這不僅有助於提升服務的效果，還能增進受益者的滿意度。當服務對象感受到來自服務提供者的關懷與尊重，他們更有可能積極配合並從服務中受益。

六、促進社會參與

　　這強調了個人和社區在社會活動中的積極參與，並鼓勵他們在政策制定和實施過程中發揮作用。這樣的社會參與不僅能夠增強社會的凝聚力，還能提高政策和服務的針對性和實效性，最終促進整個社會的共同發展。

　　總結來說，「以人為本」的理念圍繞著尊重個體需求、增強自主權、提供整合服務、全人照顧、關係與信任，以及促進社會參與等核心價值。這一理念的實踐能夠有效提升服務的品質和人們的生活滿意度，並促進一個更具包容性和凝聚力的社會。

以人為本的核心概念

尊重個體需求

提供整合服務

增強自主權

全人照顧

促進社會參與

強調關係和信任

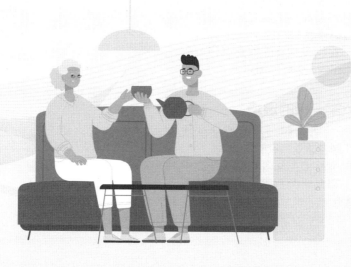

Unit 20-2
長照機構中實踐尊重個體需求的方法

在長照機構中實踐尊重個體需求的方法有很多，以下是幾個具體的做法：

一、個別化評估與照顧計畫

（一）為每位被照顧者進行詳細的個別需求評估，了解他們的健康狀況、生活習慣、興趣愛好和個人目標。

（二）根據評估結果，制定個別化的照顧計畫，並定期更新，以反映被照顧者的變化和新需求。

二、被照顧者參與決策

（一）鼓勵被照顧者參與他們自身照顧計畫的制定和修改過程，讓他們有更多的自主權和控制權。

（二）在日常生活中，例如：飲食安排、活動選擇等方面，聆聽被照顧者的意見和建議，並尊重他們的選擇。

三、尊重文化與個人偏好

（一）了解並尊重被照顧者的文化背景、宗教信仰和個人偏好，在日常照顧中體現這些尊重。

（二）提供多樣化的飲食選擇，滿足不同文化和個人偏好的需求。

四、創造家一樣的環境

（一）營造溫馨、舒適的居住環境，使被照顧者感受到家的氛圍。

（二）允許被照顧者在個人空間中擺放個人裝飾品、照片等，使其居住環境更具個人化。

五、定期溝通與回饋機制

（一）定期與被照顧者及其家屬進行溝通，了解他們的滿意度和需求變化，並及時做出調整。

（二）設立意見反饋機制，鼓勵被照顧者和家屬提出建議和意見。

六、多樣化的活動安排

（一）提供多樣化的休閒和社交活動，滿足被照顧者不同的興趣和需求。

（二）鼓勵被照顧者參與社區活動，維持社會聯繫，增強社會參與感。

七、專業培訓與持續教育

（一）為照顧人員提供專業培訓，強調尊重個體需求和人性化照顧的重要性。

（二）定期進行持續教育，提升照顧人員的技能和知識，確保他們能夠有效地實踐以人為本的照顧理念。

透過這些方法，長照機構可以更好地尊重和滿足被照顧者的個體需求，提升其生活品質和幸福感。

長照機構實踐尊重個體需求的方法

個別化評估
與照顧計畫

被照顧者
參與決策

專業培訓和
持續教育

**長照機構實踐尊重
個體需求的方法**

尊重文化與
個人偏好

多樣化的
活動安排

定期溝通與
回饋機制

創造家一樣
的環境

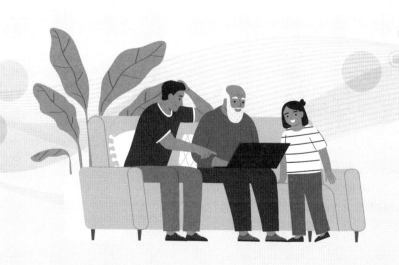

Unit **20-3**
長照機構中實踐增強自主權的方法

長照機構中實踐增強被照顧者自主權的方法有很多，以下是一些具體的做法：

一、鼓勵自我管理

（一）提供健康教育和自我管理工具，幫助被照顧者了解自己的健康狀況並學會管理自己的健康。

（二）訓練被照顧者如何處理日常生活中的小問題，增強他們的自信和獨立性。

二、參與決策過程

（一）在制定個別化照顧計畫時，積極邀請被照顧者參與，聆聽他們的需求和偏好，讓他們有更多的控制感。

（二）在涉及被照顧者生活的重要決策（如醫療選擇、日常活動安排等）中，充分尊重並考慮他們的意見。

三、提供選擇

（一）在日常生活中提供多樣化的選擇，例如：飲食、活動、娛樂和社交活動，讓被照顧者可根據自己的興趣和喜好做出選擇。

（二）鼓勵被照顧者自主決定起床、就寢、用餐和參加活動的時間，以增加他們的生活滿意度。

四、支持社會參與

（一）鼓勵被照顧者參加社區活動和社交聚會，保持與家人、朋友和社區的聯繫。

（二）支持被照顧者在長照機構內組織和參與各種社團和活動，增強他們的社會參與感和成就感。

五、培養技能與興趣

（一）提供各種學習和培訓機會，幫助被照顧者發展新的技能和興趣，例如：手工藝、園藝、音樂等。

（二）鼓勵被照顧者參加能夠提升他們自主生活能力的課程和活動。

六、建立支持性環境

（一）營造一個尊重、關愛和支持的環境，使被照顧者感到安全和受尊重，從而更願意表達自己的意見和需求。

（二）確保照顧人員尊重被照顧者的隱私和個人空間，讓被照顧者感到自己是被尊重的個體。

七、提供心理支持

（一）提供心理輔導和支持，幫助被照顧者應對生活中的壓力和挑戰，增強他們的心理韌性和自我效能感。

（二）設立支持小組，讓被照顧者可互相分享經驗和支持，增加彼此的信任和聯繫。

透過這些方法，長照機構可以有效增強被照顧者的自主權，提升他們的自尊和生活滿意度，從而改善他們的整體福祉。

長照機構中實踐增強自主權的方法

鼓勵
自我管理

參與
決策過程

提供
心理支持

長照機構中實踐增
強自主權的方法

提供選擇

建立
支持性環境

培養技能
與興趣

支持
社會參與

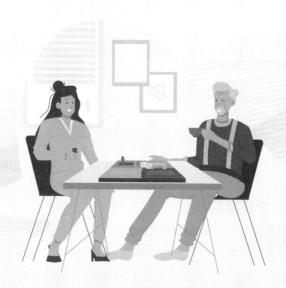

Unit **20-4**
長照機構中實踐提供整合服務的方法

在長照機構中實踐提供整合服務的方法有很多，以下是一些具體的做法：

一、跨專業團隊合作

（一）建立由醫生、護理師、社工師、營養師、物理治療師、職能治療師等組成的跨專業團隊，定期進行病例討論和協作。

（二）確保各專業間的訊息共享和協調，制定綜合性的照顧計畫，涵蓋被照顧者的生理、心理、社會和精神需求。

二、個別化照顧計畫

（一）根據被照顧者的健康狀況和需求，制定個別化的照顧計畫，並定期進行評估和更新。

（二）在照顧計畫中明確各專業人員的責任和角色，確保每個被照顧者都能得到全面的照顧。

三、統一的記錄系統

（一）使用統一的電子健康記錄系統，將被照顧者的健康訊息、治療計畫、進展報告等集中記錄，方便不同專業的工作人員查閱和更新。

（二）確保訊息的準確性和及時性，以便所有參與照顧的專業人員都能掌握最新的被照顧者狀況。

四、協調轉介與銜接服務

（一）為被照顧者提供從醫療機構到長照機構，再到家庭照顧的無縫轉介和銜接服務，確保服務的連續性。

（二）與社區資源和服務機構建立合作關係，為被照顧者提供更多的支持和資源，如家庭照顧、社區活動和心理支持等。

五、全人照顧理念

（一）實踐全人照顧理念，關注被照顧者的整體福祉，包括：身體健康、心理健康、社會聯繫和精神滿足。

（二）提供多樣化的活動和服務，如康復訓練、心理輔導、社交活動、文化娛樂等，滿足被照顧者的多方面需求。

六、家庭和社區參與

（一）鼓勵被照顧者的家屬和社區成員參與照顧過程，提供家庭支持和教育，增強他們的照顧能力和信心。

（二）與社區資源合作，提供家庭照顧者培訓、支持小組和社區活動，增強家庭和社區的支持系統。

七、持續品質改善

（一）定期進行品質評估和改進，蒐集被照顧者和家屬的反饋，了解他們的需求和滿意度。

（二）透過持續的培訓和教育，提升工作人員的專業能力和服務品質，確保提供高品質的整合服務。

透過這些方法，長照機構可提供更加全面、連續和個性化的整合服務，提升被照顧者的生活品質和幸福感。

長照機構中實踐提供整合服務的方法

跨專業
團隊合作

個別化
照顧計畫

持續
品質改善

長照機構中實踐提
供整合服務的方法

統一的
記錄系統

家庭和
社區參與

全人照顧
理念

協調轉介與
銜接服務

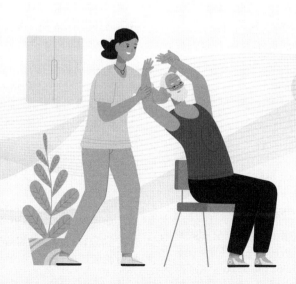

Unit 20-5
長照機構中實踐全人照顧的方法

在長照機構中實踐全人照顧的方法有許多，以下是一些具體的做法：

一、綜合健康評估

（一）進行全面的健康評估，包括：生理、心理、社會和精神層面的評估，了解被照顧者的整體健康狀況和需求。

（二）定期進行健康評估，以便及時發現和應對被照顧者的健康問題和需求變化。

二、個人化照顧計畫

（一）根據健康評估結果，制定個人化的照顧計畫，確保照顧計畫涵蓋被照顧者的各個方面需求。

（二）定期與被照顧者和家屬溝通，根據被照顧者的需求變化調整照顧計畫，確保其適時性和有效性。

三、跨專業團隊合作

（一）組建跨專業團隊，包括：醫生、護士、營養師、物理治療師、職能治療師、社工師和心理治療師等，定期討論和協作，提供綜合性的照顧。

（二）確保跨專業團隊之間的良好溝通和協調，共同制定和執行照顧計畫。

四、心理支持與輔導

（一）提供心理輔導和支持，幫助被照顧者應對情緒和心理壓力，增強他們的心理韌性和幸福感。

（二）設立支持小組，讓被照顧者之間互相支持和分享經驗，增強社會聯繫和歸屬感。

五、社交和娛樂活動

（一）提供多樣化的社交和娛樂活動，如音樂會、手工藝課、體育活動和社區參與等，滿足被照顧者的社交和娛樂需求。

（二）鼓勵被照顧者參與社區活動和志願者工作，增強他們的社會參與感和成就感。

六、營養與健康管理

（一）提供均衡且個性化的營養餐食，根據被照顧者的健康狀況和飲食偏好調整菜單。

（二）定期進行營養評估和健康管理，確保被照顧者的營養需求得到滿足，預防營養不良和相關健康問題。

七、靈性照顧

（一）尊重被照顧者的宗教信仰和靈性需求，提供相應的靈性支持和活動。

（二）與宗教團體合作，邀請宗教人士為被照顧者提供靈性指導和支持。

八、家庭與社區參與

（一）鼓勵被照顧者的家屬和朋友參與照顧過程，提供家庭支持和教育，增強家庭照顧能力。

（二）與社區資源合作，提供家庭照顧者培訓、支持小組和社區活動，增強家庭和社區的支持系統。

九、持續教育與培訓

（一）定期為照顧人員提供持續的教育和培訓，提升他們的專業知識和技能，確保他們能夠提供高品質的全人照顧。

（二）鼓勵照顧人員學習和掌握新的照顧方法和技術，不斷提高服務水準。

透過這些方法，長照機構可以實踐全人照顧的理念，提供全面、綜合和個性化的照顧服務，提升被照顧者的生活品質和幸福感。

長照機構中實踐全人照顧的方法

綜合健康評估

個人化照顧計畫

持續教育與培訓

跨專業團隊合作

家庭與社區參與

長照機構中實踐全人照顧的方法

心理支持與輔導

靈性照顧

社交和娛樂活動

營養與健康管理

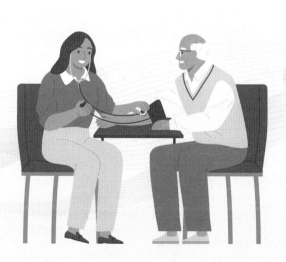

Unit 20-6
長照機構中實踐強調關係和信任的方法

圖解長期照顧經營與管理

在長照機構中實踐強調關係和信任的方法有許多，以下是一些具體的做法：

一、建立良好的溝通管道

（一）確保照顧人員與被照顧者及其家屬之間有開放、透明的溝通管道，定期進行交流，了解被照顧者的需求和反饋。

（二）採用傾聽的態度，尊重被照顧者和家屬的意見和感受，讓他們感受到被重視和理解。

二、個別化照顧

（一）了解每位被照顧者的背景、興趣、喜好和需求，提供個性化的照顧服務，使被照顧者感到被尊重和照顧。

（二）設立個別照顧計畫，並根據被照顧者的需求和偏好進行調整，確保照顧計畫符合被照顧者的期待。

三、培訓與教育

（一）為照顧人員提供專業培訓，強調尊重、同理心和關愛的重要性，提升他們與被照顧者建立信任關係的能力。

（二）定期進行心理健康教育，幫助照顧人員了解如何有效處理被照顧者的情緒和心理需求。

四、穩定的照顧團隊

（一）減少照顧人員的流動性，確保被照顧者能夠長期與固定的照顧人員建立穩定的關係。

（二）鼓勵照顧人員與被照顧者之間建立長期的信任關係，透過持續的互動和關心，增強被照顧者的安全感。

五、家庭參與

（一）鼓勵被照顧者的家屬參與照顧過程，提供支持和協助，增強被照顧者的社會支持網絡。

（二）定期舉辦家庭日或家屬會議，讓家屬了解被照顧者的生活情況和健康狀況，增強家屬對機構的信任。

六、創造家庭般的環境

（一）營造溫馨、舒適的居住環境，使被照顧者感受到家的氛圍，增強歸屬感和安全感。

（二）允許被照顧者在個人空間擺放裝飾品和照片，使其居住環境更具個人化。

七、關愛和同理心

（一）在日常照顧中表現出關愛和同理心，關注被照顧者的情感需求，讓他們感受到被關心和重視。

（二）在被照顧者面臨困難或情緒波動時，提供心理支持和安慰，幫助他們度過困難時期。

八、社交活動

（一）提供多樣化的社交活動，鼓勵被照顧者參加，增強被照顧者之間的互動和友誼。

（二）透過集體活動和興趣小組，促進被照顧者間的交流和聯繫，建立社會支持網絡。

九、尊重隱私

（一）尊重被照顧者個人隱私和選擇，確保其在長照機構中的個人空間和生活習慣不被打擾。

（二）提供照顧服務時，保持專業態度，避免對被照顧者造成不必要干擾。

透過這些方法，長照機構可以有效地強調關係和信任，提升被照顧者的滿意度和生活品質，增強他們的幸福感和安全感。

長照機構中實踐強調關係和信任的方法

建立良好的
溝通管道

個別化
照顧

尊重隱私

培訓與
教育

長照機構中實踐
強調關係和信任
的方法

社交活動

穩定的
照顧團隊

關愛和
同理心

家庭參與

創造家庭
般的環境

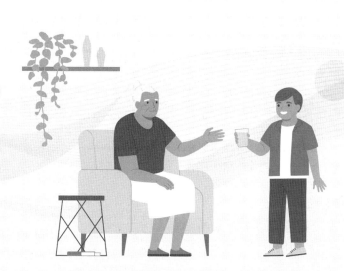

Unit **20-7**
長照機構中實踐促進社會參與的方法

在長照機構中實踐促進社會參與的方法有很多，以下是一些具體做法：

一、舉辦社交活動

（一）定期舉辦各類社交活動，如茶話會、生日聚會、音樂會、電影放映等，提供被照顧者互相交流和建立友誼的機會。

（二）組織興趣小組，如書法班、手工藝班、園藝班等，讓被照顧者根據自己的興趣、愛好參與其中，增強他們的社交圈。

二、社區連結

（一）與當地社區組織和團體合作，邀請社區成員到機構內進行交流和活動，如志願者服務、社區表演等。

（二）安排被照顧者參與社區活動，如參觀博物館、參加文化節、參與志工活動等，讓被照顧者融入社區生活。

三、跨世代交流

（一）組織跨世代活動，如學校學生來訪、共讀會、手工藝課等，促進老年人與年輕人之間的交流和互動。

（二）鼓勵青年志工與被照顧者進行一對一結對活動，建立深厚的情感聯繫。

四、家庭參與

（一）定期舉辦家庭日，邀請被照顧者的家屬參加各種活動，增強家庭成員之間的聯繫和互動。

（二）提供家屬參與照顧計畫的機會，鼓勵家屬在照顧過程中發揮積極作用。

五、文化與宗教活動

（一）提供被照顧者參加宗教禮拜、文化慶典等活動的機會，滿足他們的精神和文化需求。

（二）與宗教團體和文化組織合作，舉辦相關活動，增強被照顧者的社會參與感。

六、教育與培訓

（一）提供各種教育課程和培訓，如電腦課、語言課、健康講座等，鼓勵被照顧者學習新知識，提升自我價值。

（二）安排專業講師和志願者來機構授課，增強被照顧者的參與度和學習興趣。

七、志工服務

（一）鼓勵被照顧者參與志工服務，如幫助新住民適應生活、參與機構內部組織活動等，提升他們的成就感和自尊心。

（二）與外部志願組織合作，邀請志工定期來訪，提供多樣化的服務和支持。

八、建立支持小組

（一）設立各類支持小組，如心理支持小組、慢性病管理小組、興趣小組等，讓被照顧者在小組中互相支持和交流。

（二）定期舉辦小組活動，提供被照顧者分享經驗和感受的平臺，增強彼此的聯繫和支持。

九、科技應用

（一）利用現代科技，如視訊通話、社交媒體等，幫助被照顧者與家人、朋友和社區保持聯繫。

（二）提供相關培訓，教導被照顧者如何使用智慧設備和網際網路，增加他們的社交機會。

透過這些方法，長照機構可以有效促進被照顧者的社會參與，提升他們的生活品質和幸福感，讓被照顧者在長照機構中擁有豐富的社交生活和強大的社會支持網絡。

長照機構中實踐促進社會參與的方法

舉辦
社交活動

社區連結

科技應用

跨世代
交流

建立
支持小組

長照機構中實踐促進
社會參與的方法

家庭參與

志工服務

教育與
培訓

文化與
宗教活動

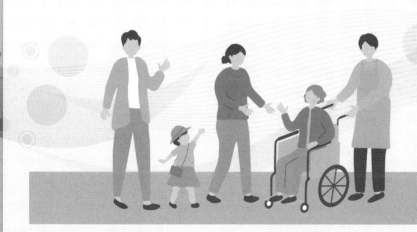

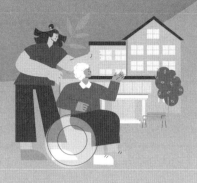

第 21 章

新興議題：長期照顧與社會影響力評估

● ●── 章節體系架構 ▼

Unit 21-1
社會價值實踐的評估

　　新管理主義於1980年代在政府內興起後，新公共管理主義成為政府推行服務方案的主要評估與衡量工具。此思潮也讓政府開始師法企業組織，運用成本效益或績效管理的工具，作為評估公共政策或社會福利政策的效益。但也因為公共政策原本就是以解決社會議題為主要目的，如果過度考量管理績效問題，是否會造成政策目的因過度考量成本效益問題，而導致政策無法達到其原本目的。

　　如何能夠真正衡量政策的績效與目標，成為公共行政學界所關注的重點，進入21世紀後，公共行政學界提出「新公共行政」的觀點，認為政策推動應該要顧及社會的「最佳價值」，而非新公共管理所關心的「效益價值」。然而，有鑒於最佳價值始終無法發展出適當的政策評估工具，英國政府開始提出「社會價值」的觀點，希望以社會價值的實踐，能夠真正評估政府的政策成效。

　　英國透過制定《社會價值法》來作為考量社會、經濟與環境福祉的法律依據，但如何訂定明確的契約規範，讓政府當局與民間組織間的合作關係能具體實踐，就有賴各地方政府議會針對各自區域的情況而定。英國各地的郡議會大多透過選擇與特定契約相關的社會價值衡量，作為主要實踐方法，採主題、結果與衡量（Themes, Outcomes and Measures, TOMs）架構來衡量其政策服務的社會價值。

　　根據前述《社會價值法》，英國各地紛紛制定各自的TOMs架構，如：伯明罕市議會2013年推出一系列法案，薩里和東薩賽於克斯郡議會於2015年、哈羅議會在2016年推出TOMs架構，其目的都在實踐社會價值的目標。社會價值的實踐不僅在公部門發酵，非營利組織也積極透過社會影響力評估的概念，期待找出能夠完整呈現NPO組織價值的評估工具。

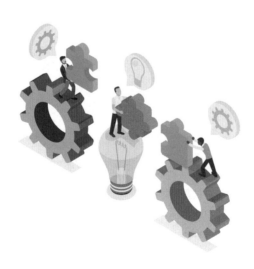

伯明罕市議會的**TOMs架構**

主題	結果	衡量範例
當地就業	增加當地就業	您將創造多少個新的全職工作
		您將提供多少小時的志願工作時間
		員工居住在10英里內的比例
購買伯明罕優先	促進「購買伯明罕優先」	您的支出中有多少百分比是從10英里內的供應商所提供
		在第三部門支出的百分比
		有多少採購機會張貼在市議會的「在伯明罕找到」網站
社區合作夥伴	支持社區韌性私營部門在社區中的投資居民做出對社會負責的決定	有多少學校得到管理者、閱讀、指導、職業建議、簡歷寫作的支持
		在社會企業的支出有什麼價值
		支持的社區組織數量
優良雇主	促進公平就業與平等權利	為伯明罕市議會契約服務的員工支付生活工資
		彈性工作時間
綠色和永續	保護環境	二氧化碳的減少
		有多少燃料缺乏的人透過能源效率衡量得到協助
道德採購	促進道德採購	經過倫理實踐審核的供應商百分比
		在主契約條款中支付的發票百分比

資料來源：沈建文，2017：24。

薩里和東薩賽於克斯郡議會的**TOMs架構**

主題	目標	結果
經濟	1. 與供應商合作以增加在地支出 2. 發展在地的供應鏈 3. 透過衡量和改進就業與技能的承諾，以主動解決技能短缺的問題 4. 促進在地招聘，以支持成長和永續的要求	1. 蓬勃的在地企業 2. 人們具有工作技能，企業可以接觸到具有技能的本地勞動力 3. 更多當地人在工作
社會	1. 透過建立能力和永續性，與志願和社區部門及其他社區團體建立更強而有力的聯繫 2. 確保優先群體的學徒制，培訓和其他工作機會 3. 辨識與支持提供滿足當地社區和居民需求的福利	1. 賦權、有效和靈活的志願、社區和宗教部門 2. 人們更健康，並得到過好生活的支持 3. 企業更對社會負責，並與當地社區進行互動
環境	1. 鼓勵使用環保產品／服務，以及道德採購流程 2. 促進環境管理，以減少碳足跡和二氧化碳排放 3. 提高當地環境和永續性的意識	1. 企業可永續經營，並對當地社區的環境影響承擔更大的責任 2. 人們居住的環境是永續發展的生活環境 3. 人們能生活、工作與參觀充滿活力和創意的市中心
創新	促使供應商確定創新的解決方案和預防措施，以減少對服務的需求並改善居民的經驗	提出供應商方案與衡量以增加社會價值，對企業成本相對較低，但對居民的價值較高

Unit 21-2
社會影響力評估的概念

企業的績效管理關注的是特定方案，在特定時間內執行後，針對方案所產生的結果、效率、效果、影響與持續性，進行評估和評價；針對企業組織投入的成本所產生的效益進行評估，以衡量組織投入方案的成本效益。1990年代後，NPO組織也因為管理主義的興起緣故，採用企業的績效評估方法，作為NPO的方案成效評估。

近年對於NPO組織的方案投入績效，要採取何種評估方法，來衡量NPO組織的方案成效，成為NPO組織所關注的重點。促使NPO組織反思績效評估，是否適合作為NPO的方案評估工具，以呈現NPO組織投入方案的社會價值的關鍵，在於NPO組織開始反省思考，績效評估是否適合作為呈現組織投入方案，達到社會使命目標的最佳工具。

社會影響力評估（Social Impact Assessment）的概念開始被提出，其認為政府或非營利組織，投入服務方案的目的是在於解決社會問題，而社會問題的解決不能單只看服務方案解決多少個個案的問題，而應該進一步關注投入服務方案，解決個案問題後，能夠為個案的家庭、社區、社會環境帶來什麼影響，而這些正向的影響，都是服務方案投入所產生的價值，如果單從績效評估的概念，是無法完整呈現服務方案所帶來的價值。

因此，社會影響力評估不像績效評估，可以單純關注量化的成本效益指標，而是需要進一步去界定服務方案可能產生的影響範圍，例如：有哪些團體、個案、行為者可能會涉及到服務方案的範圍，再進一步去評估每一個受到影響的服務對象，可能因為此方案產生的有形、無形效益、減少多少成本的支出等，都是社會影響力評估所需要評估的範圍。

社會影響力的概念是希望能夠完整呈現，公共組織投入服務方案的社會價值。為了能夠完整進行社會影響力，各界也陸續發展出不同的社會影響力評估工具。而近年在我國，最常被使用的社會影響力評估工具，主要有社會報告準則（SRS）、價值展示（DV）、社會投資報酬率（SROI），每一個工具的操作內容都不太相同，但是都希望能夠在適合的領域中，充分展現其社會影響力的內涵。

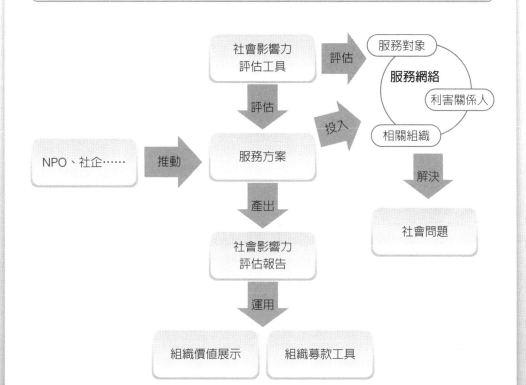

社會影響力評估的概念

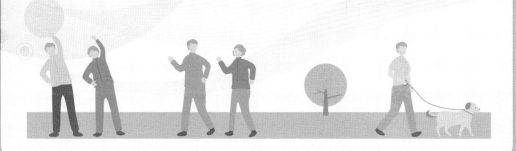

Unit 20-3
社會影響力評估工具：社會報告準則（SRS）

　　社會報告準則（Social Report Standards，簡稱SRS）是近年我國最常被提及使用的社會影響力評估工具之一，此工具最常被使用的領域主要為社福類的非營利組織居多。

　　SRS主要是探討NPO組織針對其所欲解決的社會問題，發展出何種願景目標，投入多少資源在對應的社會問題解決的方案上，並且需要定義出計畫執行過程中，所可能產生的影響鏈與影響邏輯，界定除了目標個案以外，尚包括方案推動後可能產生影響的群體。在方案執行後，評估方案的影響邏輯，並針對各項方案所界定的社會問題，逐一討論方案執行後，各項社會問題所產生的改變為何，以及促使改變的因素是什麼。

　　SRS的特色在於強調發現問題，並討論問題透過方案介入後，產生什麼解決的成果。界定方案推動後，所可能影響的群體，其影響鏈中可能涉及的利害關係人有哪些，再透過質化的語言，去分析各個利害關係人在方案介入後，對應方案所欲解決的問題，促使問題產生哪些改變。

　　SRS之所以能夠被社福類的NPO所廣為使用，主要是因為此工具所強調觀察影響力改變的內涵，以及工具使用上的特色，與社福類NPO組織平常所在做的事情很相近。社福類NPO組織主要是關注社會問題的解決，方案介入後，往往不是多少個案接受到服務的數字問題，而是接受服務的個案，在接受服務後，其社會行為產生哪些轉變，而這些轉變才是服務方案介入的重要特色。SRS的評估工具，也能夠充分展現與呈現出社福類NPO投入方案後的轉變內涵，因此，SRS的報告工具，就成為社福類NPO組織最常使用的社會影響力評估工具。

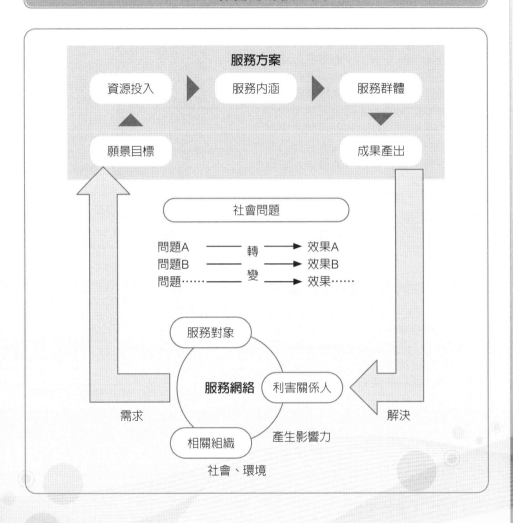

SRS影響力評估工具

服務方案

資源投入 ▶ 服務內涵 ▶ 服務群體

願景目標 成果產出

社會問題

問題A —— 轉 —→ 效果A
問題B —— —→ 效果B
問題…… 變 —→ 效果……

服務對象

服務網絡 利害關係人

需求 解決

相關組織 產生影響力

社會、環境

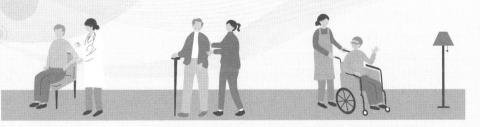

Unit 21-4
社會影響力評估工具：價值展示（DV）

圖解長期照顧經營與管理

價值展示（Demonstrating Value）為社會影響力評估工具之一，通常透過「價值展示手冊」方式，來幫助組織控管所蒐集來的資料，了解如何使用這些資料去傳達組織、社會企業或是單一計畫方案所產生的成效與價值。使用此評估方法的過程中，可以協助我們決定需要什麼樣的資料，以及如何拿到我們所需要的資料，並且要如何運用拿到的資料，設計一張「績效快照（Performance Snapshot）」，讓組織、社會企業或是單一計畫方案的成果與價值成為吸引人的內容。價值展示手冊的擬訂過程，需要經過以下五個步驟：

一、定義你的受眾及他們的需要

組織、社會企業或是單一計畫方案的進行需要連結許多不同的利害關係人，對於每一個價值展示來說，第一步就是要訂定所需評估的服務方案，其所可能牽涉到的利害關係人有哪些，這些利害關係人可能包括：員工、志工、管理者、董監事會或理監事會、NPO的母企業、服務個案群體、捐贈者、同儕團體、在地社群等，都可能是我們需要評估的利害關係人群體。

二、製作「績效快照」
（Performance Snapshot）
的電腦圖表

「績效快照」是一個溝通工具，能夠有效地展現組織所欲呈現的績效和價值，有助於讓董監事會、理監事會、贊助者等對象，了解方案執行所帶來的價值與績效。

三、列出你的資訊需求地圖

資訊地圖能夠協助工作者有效的管理、計畫與溝通組織價值的資訊圖片，此步驟會從宏觀的組織價值使命角度出發，接著會聚焦到執行方案時需要哪些實際的資訊與資料，最後則是進一步評估哪些資訊與資料，對於呈現組織的價值與績效是有用的，在經過篩選與留下後，可作為展現組織的績效與價值。

四、設計你的績效快照

透過前面的步驟，根據組織的目標，我們能夠在績效快照裡蒐集可能展示的資訊，並且根據這些資訊設計屬於特定方案的績效快照。在此步驟中，我們能夠針對績效快照的每一個區塊，詳細呈現我們所想要統整呈現的各項資訊，藉以讓大眾了解組織的績效與價值。

五、規劃進一步更新資料的內容

根據前一個績效快照步驟所呈現的資訊內容，需要隨著組織的成長進行增修。在這個步驟中，根據績效快照的資訊地圖，規劃出其他有待開發的指標。此外，組織也須決定需要多久一次更新績效快照內容的資訊。

績效快照的呈現內涵

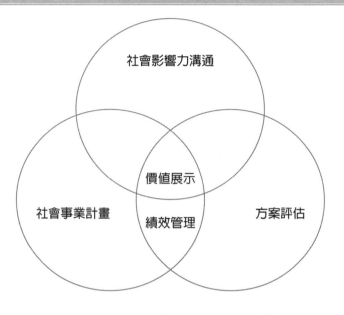

社會影響力溝通

價值展示

社會事業計畫

績效管理

方案評估

資訊需求地圖

什麼樣的資訊是重要的？

使命 的績效	業務 的績效	組織 的績效

這些資訊如何被使用？

營運 （管理）	責信 （利害關係人）	策略 （治理）
	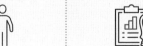	

Unit **20-5**
社會影響力評估工具：社會投資報酬率（SROI）

社會投資報酬率（Social Return of Investment, SROI）是近年最常聽到的社會影響力評估工具，SROI可以計算出投入一塊錢，能創造幾塊錢的社會價值，已經被英國政府列為政策投資的評估工具，透過帳上的每一筆數字，計算出組織投入在社會服務中，能夠創造多少影響力的價值。SROI之所以會在英國地區盛行，與英國政府於2012年通過、2013年正式生效的《社會價值法》（Social Value Act）有關。

社會價值的計算成為企業與NPO組織所積極投入的面向，希望透過社會價值的計算，完整呈現企業投入社會責任，或是NPO提供公共服務過程，所獲得的眞正價值，而不像過去僅僅是關注在方案的績效評估上。

SROI作為最常被企業或是社會企業使用的評估方法，主要關鍵在於此方法運用財務會計的投資報酬率方法，能夠計算出企業或NPO投入公共服務，所創造的每一塊錢的價值。SROI的七大原則，包含：納入利害關係人、了解產生的改變、衡量相關價值、只包含具重要性的利害關係人、不誇大、過程與結果透明、驗證分析過程與成果的眞實合理性。

一、SROI的評估方法

SROI的評估方法，需要透過六大步驟來進行，分別為：

（一）**確定範圍與利害關係人**：確立評估的專案為何，以及接受專案的服務對象是誰。

（二）**描繪成果**：描繪專案的服務成果。

（三）**證明成果並賦予價值**：計算專案服務成果能夠為服務對象減少多少花費或成本。

（四）**建立影響**：確定專案為各利害關係人所產生的影響為何。

（五）**計算價值**：計算專案所產生的影響價值，總影響數值除以總投入數值。

（六）**影響力運用及揭露**：量化影響力。

二、SROI的評估結果

SROI的評估結果，能夠為企業、社會企業或是NPO帶來幾項好處，為：

（一）**展現組織品牌形象**：透過具體量化成果，為公益專案的品牌力、影響力進行加值。

（二）**提升合作機會**：展現公益專案的利害關係人與效益，使政府單位或組織機構共同響應與支持。

（三）**獲得評比肯定**：參加永續主題、公益專案等獎項評比，以展現組織投入專案的社會影響力。

SROI的社會影響力評估工具，目前在我國最常被使用者，大多為企業組織或是社會企業組織。因為SROI的工具使用通常需要專業的財會團隊協助，對於許多中小型NPO來說，無法負擔聘請專業財會團隊來協助進行組織的SROI報告撰寫。這也使得雖然SROI能夠具體地把組織投入於社會服務專案的價值計算出具體數字，但多數NPO仍然較少使用此工具方法的緣故。

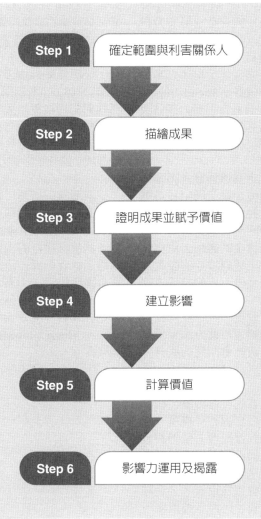

SROI影響力評估方法的操作步驟

Step 1 — 確定範圍與利害關係人

Step 2 — 描繪成果

Step 3 — 證明成果並賦予價值

Step 4 — 建立影響

Step 5 — 計算價值

Step 6 — 影響力運用及揭露

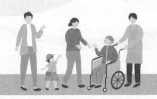

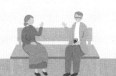

Unit 21-6
社會影響力債券的募款工具

　　前面簡要介紹了幾個主流的社會影響力評估工具後，究竟社會影響力評估除了展現組織投入社會服務方案或是社會責任的價值與績效外，能夠進一步為組織提供什麼樣的延伸使用。近年所盛行的社會影響力債券（Social Impact Bond, SIB），就是將社會影響力評估與債券結合後的新興募款工具，完全顛覆過去NPO組織進行募款的方式。

　　NPO或是社會企業透過社會影響力債券的發行，能夠從金融市場中獲得更多的資源，可以擺脫過去僅是透過社會捐款或是政府補助的財務來源形式，讓NPO及社會企業在資金的運用上更為彈性。對於政府來說，透過債券的發行方式，能夠吸引更多金融市場的投資者加入社會服務的行列，減少政府在社會服務上購買服務的財政支出；也能夠提供NPO與社會企業組織運用此方法募集資金，投入在更多預防社會問題的服務方案上。

　　社會影響力債券的發行特點，在於打破過往政府作為社會福利計畫單一投資者的方式，透過社會影響力債券的發行，引入獨立或機構投資者，由投資者出錢資助一些社會福利計畫。若是計畫成果有效，政府將會報答投資者，金額包括本金再加上投資者因為承擔風險所應得的報酬；相對的，若是計畫未能達到目標，則投資者將血本無歸。

　　全球第一個發行社會影響力債券者，是英國的非營利機構Social Finance，於2010年9月發行的英國彼得城監獄（Peterborough Prison）社會影響力債券，成功募集500萬英鎊，並資助當地社會組織為3,000名刑期在十二個月以下的男性罪犯提供更生服務，以降低出獄後的再犯率。而這個方案推行後，也確實讓該地區再犯率低於英國其他地區，是一個成功的社會影響力債券專案。

　　亞洲第一個運用社會影響力發行債券的案例，就是韓國首爾的Pan-Impact Korea於2016年所發行的社會影響力債券。此債券發行的主要目的，是希望能夠透過社會影響力債券的發行，來募集資金協助100名智能障礙兒童提升獨立及自理能力的方案。另一個亞洲的案例，則是在2017年於新加坡發行的女性生計債券，由Impact Investment Exchange於新加坡發行。

社會影響力債券的益處

受益方	受益處
政府	只需要花錢在已證實有效的措施上節省開支，對資源拮据的政府特別有吸引力。
社福機構	可多元嘗試創新方案，資金運用較為彈性。
投資者	除可得到資金的報酬外，也可以獲得社會聲望。

社會影響力債券的操作模式

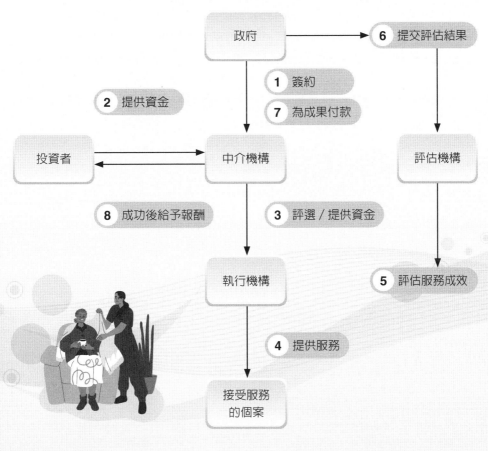

資料來源：黃文萱，2018。

參考文獻

江大樹、張力亞、梁鎧麟（2014）。深耕地方災害防救網絡治理能力：
　　協力與培力策略分析。民主與治理，1(1)，頁1-31。

沈建文（2017）。「社會價值創造」導向之公共服務新趨勢——以英國
　　為例。國土及公共治理季刊，第1期，頁19-29。

陳燕禎（2020）。長期照顧理論與實務：整合觀點。臺北市：雙葉書
　　廊。

黃文萱（2018）。社會影響力債券助首爾兒童。仁人學社網頁
　　（https://education-for-good.com/2018/09/10/%E7%A4%BE%E6%9C%
　　83%E5%BD%B1%E9%9F%BF%E5%8A%9B%E5%82%B5%E5%88%
　　B8%E5%8A%A9%E9%A6%96%E7%88%BE%E5%85%92%E7%AB
　　%A5/）。

衛生福利部（2016）。長期照顧十年計畫2.0（106-115年）（核定本）。
　　臺北市。

國家圖書館出版品預行編目資料

圖解長期照顧經營與管理 / 梁鎧麟, 詹弘廷
著. -- 初版. -- 臺北市 : 五南圖書出版股
份有限公司, 2025.01
　　面；　公分
　　ISBN 978-626-393-921-9(平裝)

1.CST: 長期照護 2.CST: 衛生政策

419.71　　　　　　　　　　113017099

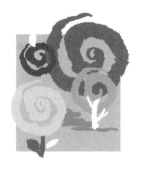

1J1M

圖解長期照顧經營與管理

作　　　者－梁鎧麟、詹弘廷

編輯主編－李貴年

責任編輯－何富珊

文字校對－陳俐君

封面設計－姚孝慈

出 版 者－五南圖書出版股份有限公司

發 行 人－楊榮川

總 經 理－楊士清

總 編 輯－楊秀麗

地　　　址：106臺北市大安區和平東路二段339號4樓

電　　　話：(02) 2705-5066　傳　　　真：(02) 2706-6100

網　　　址：https://www.wunan.com.tw

電子郵件：wunan@wunan.com.tw

劃撥帳號：01068953

戶　　　名：五南圖書出版股份有限公司

法律顧問　林勝安律師

出版日期：2025年1月初版一刷

定　　　價　新臺幣450元

經典永恆・名著常在

五十週年的獻禮 —— 經典名著文庫

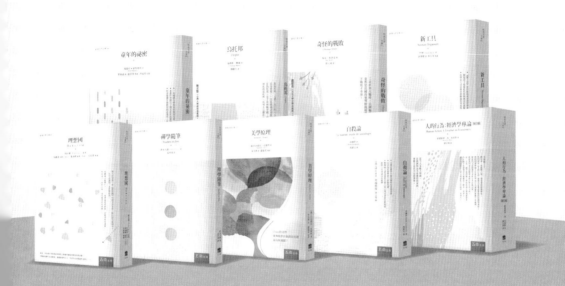

五南，五十年了，半個世紀，人生旅程的一大半，走過來了。

思索著，邁向百年的未來歷程，能為知識界、文化學術界作些什麼？

在速食文化的生態下，有什麼值得讓人雋永品味的？

歷代經典・當今名著，經過時間的洗禮，千錘百鍊，流傳至今，光芒耀人；

不僅使我們能領悟前人的智慧，同時也增深加廣我們思考的深度與視野。

我們決心投入巨資，有計畫的系統梳選，成立「經典名著文庫」，

希望收入古今中外思想性的、充滿睿智與獨見的經典、名著。

這是一項理想性的、永續性的巨大出版工程。

不在意讀者的眾寡，只考慮它的學術價值，力求完整展現先哲思想的軌跡；

為知識界開啟一片智慧之窗，營造一座百花綻放的世界文明公園，

任君遨遊、取菁吸蜜、嘉惠學子！